芸術を創る脳

美・言語・人間性をめぐる対話

酒井邦嘉［編］
曽我大介
羽生善治
前田知洋
千住　博

東京大学出版会

The Brain That Creates Art:
Dialogues on Beauty, Language and Humanity
Kuniyoshi SAKAI, Editor
Daisuke SOGA, Yoshiharu HABU, Tomohiro MAEDA and Hiroshi SENJU
University of Tokyo Press, 2013
ISBN 978-4-13-003371-8

はじめに――脳はどのように芸術を生み出すか

芸術には人々の心を打つ、何か普遍的な力が存在する。そのような力に導かれ、飽くなき美の追求の先に、唯一無二の芸術作品が生まれる。そうした作品は個別であるにもかかわらず、個人を超越した「人間性」と呼ぶべきものの普遍的な姿を見ることができる。

本書のタイトル『芸術を創る脳』には、二つの意図を込めた。それは、「芸術家一人一人が持つ独自の頭脳」と「芸術を生み出す人間一般の脳機能」を明らかにすることである。そこで、芸術の各分野で活躍中の第一人者の方々と対談を行い、この二つの意味において、実際に芸術を創っていく過程や創造的能力の秘密を探ろうというのが本書の狙いである。

さらに言えば、人間が芸術を生み出す能力は、より基本的な言語能力と密接に関係していると思われる。そこで、芸術に関する興味深い問題を、私の専門である「言語脳科学」を手がかりに考えることにした。それは、人間の芸術と脳の両方を言語という接点から解明しようとする、新たな試みとなろう。

§

芸術には、作品を創作する過程と、その作品を鑑賞する過程の両方がある。創作者の心に浮かんだ作意が鑑賞者の心に響くことで、芸術は完結するのだ。鑑賞者が創作の手法や表現法に関して熟知しているかどうかは、芸術に対する感動とあまり関係しない。つまり、理屈抜きに世界中の人々へ感動を伝えられるような、何か普遍的で根源的な力が、芸術には内在するのだろう。この芸術に備わる力の核心がどういうものなのか、各対談を通して多面的に迫ってみたい。

とはいえ、実際の芸術の世界はとても広く、そして深いため、網羅的に迫ることは難しい。そこで本書で選んだのは、「音楽」「将棋」「マジック」「絵画」の四分野である。将棋とマジックが芸術なのかと思う人はいるかもしれないが、味わい深い思索の過程や、鍛錬による技の素晴らしさを考えれば、まぎれもなく芸術だと言える。この捉え方は、本書を読み進めていけば、誰でも納得していただけると思う。

§

以下に、各章の対談者とその分野の芸術性について、一般的な観点から導入をしておきたい。

第I章は、「一振入魂」をモットーとする指揮者・作曲家の曽我大介さんである。音楽には作曲と演奏の両方があって、職業的にも作曲家と演奏家に分かれる。作曲家は作曲技法に精通する一方、器楽と声楽の表現が制約となる。演奏家は演奏技法に精通する一方、作曲家の作意の再現が制約となる。こうした作曲家と演奏家の間に立って、楽曲の解釈をよりよく伝える通訳者が指揮者なのである。指揮と作曲の両方を仕事とする曽我さんには、それぞれに必要とされる心構えや苦労を伺った。

第Ⅱ章は、「羽生マジック」で知られる棋士の羽生善治さんである。将棋には、音楽とよく似た側面もあるが、勝負が絡むのが独特である。相手に勝つ事だけが目的ならば、鑑賞者の事は眼中にないかもしれない。それに、どんな妙手を思いついても、相手が応じてくれなければ不発に終わるだろう。しかし、プロ棋士同士がその知力に磨きをかけて真剣勝負に臨むとき、鑑賞者を感動させるような美しい対局が生まれるのである。また、指し将棋だけでなく詰め将棋も一級の芸術である。羽生さんには、そうした集中的思考の奥義を伺った。

第Ⅲ章は、「奇跡の指先」を持つマジシャンの前田知洋さんである。マジックを余興の一つとしか考えたことがない人は、タネを仕込むことばかりに注目したり、それを見破ろうとしたりしがちだが、もちろんそこに芸術性がある訳ではない。創作者が不思議の世界を見事に演出し、その演技に鑑賞者がアッと驚けば、それは極上の芸術なのである。一切の無駄を排して研ぎ澄まされ、そして流れるような技の連鎖は、ちょうど武芸と同じように、観る者に至高の芸の美を感じさせる。前田さんには、意外性を生みだす技の極意を伺った。

第Ⅳ章は、「ウォーターフォール（滝）」などの大作で知られる画家の千住博さんである。絵画では、作品の周りの環境が鑑賞に少なからぬ影響を与えるから、作品と環境を含めた全体のデザインが求められることも多い。実際、絵画の鑑賞は美術館だけとは限らないのである。千住さんは、作品と環境の両方を大切に考えて創作されており、大徳寺聚光院《じゅこういん》・伊東別院の襖絵《ふすまえ》や、羽田空港国際線および第二旅客ターミナルの作品群のように、全体のデザインと調和が作意となっている。千住さんには、人間に普遍的に備わる美的感覚の本質について伺った。

§

芸術の創作と鑑賞は、どちらも人間の脳の精妙な働きの為せる技であるから、そのメカニズムの解明は言語脳科学の目標でもある。そこで、三つの仮説を予め述べておきたい。

①芸術は人間固有の脳機能によって生まれる。
②芸術は人間の言語機能を基礎とする。
③美的感覚は芸術を支える心の機能である。

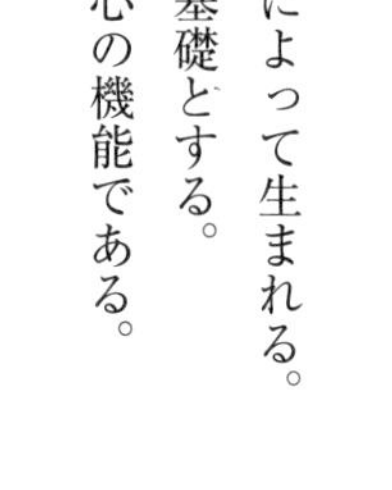

図に示すように、心は脳機能の一部であり、言語は心の機能の一部である。そこで芸術は、心の機能と言語機能の両方に関わると考えるのである。前者は美的感覚をもたらし，

後者は基礎的な創造力を生み出すであろう。芸術は心と言語をつなぐ架け橋でもある。これらの仮説は、各章の対談の中で具体的に吟味した後に、その検証結果を「おわりに」でまとめることにしたい。

ともあれ、ここに音楽・将棋・マジック・絵画を選んだのは、四人の芸術家の方々の魅力こそが一番の理由でもある。対談を通して得られた言葉は、いずれも貴重な記録であり、それらに耳を傾けることで、読者が芸術そして人間性について新鮮な切り口から考えるきっかけになればと願う。

酒井邦嘉

目次

Ⅲ なぜマジックは不思議なのか

前田知洋（クロースアップ・マジシャン）

Ⅳ なぜ絵画は美しいのか

千住博（日本画家）

I

なぜ音楽は楽しいのか

指揮者、作曲家
曽我大介

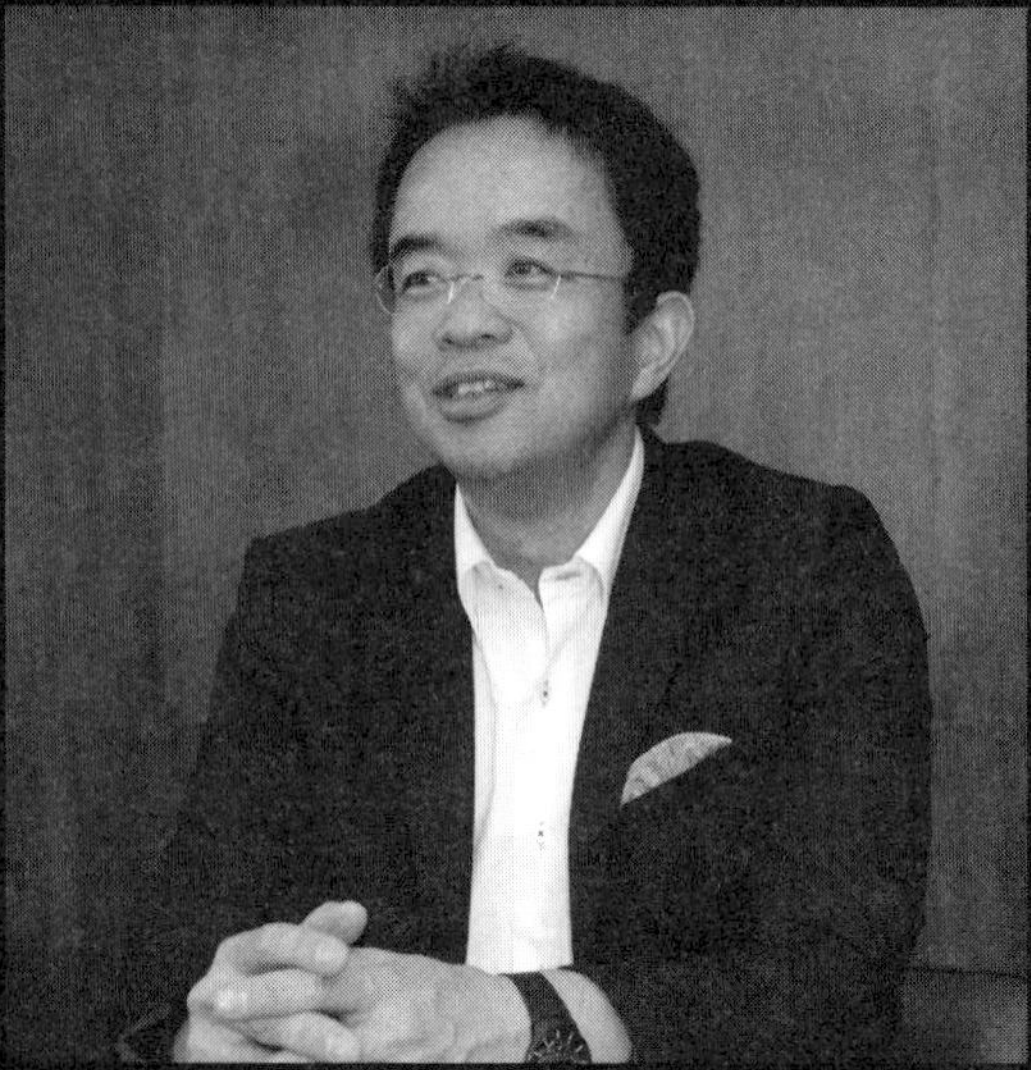

Daisuke Soga

指揮者、作曲家。1965年大阪生まれ。桐朋学園大学、ブカレスト音楽大学、ウィーン音楽大学等で、G・シノーポリ、小澤征爾、田中雅彦、U・ラーヨビッチ、I・ケプテアの諸氏に学ぶ。1989年ブカレスト音大在学中にルーマニアでデビュー。ブザンソン・コンドラシン両コンクール第１位を始めヨーロッパを代表するコンクールで上位入賞。これまでに大阪シンフォニカー響音楽監督、ルーマニア放送響首席客演指揮者、東京ニューシティ管首席指揮者を歴任。世界各地のオーケストラに客演を重ねる一方、ブラジル・ロンドリーナ音楽祭など各地音楽祭に出演。講習会の講師、指揮者コンクールの審査員にも招かれ、後進の指導にあたっている。ブラジル・ロンドリーナ市、ルーマニア・ブランショフ市、名誉市民。また近年は作曲家としても活躍中。東日本大震災復興支援のための“Kibou音楽プロジェクト”を国際的に展開。2012年に楽譜『ベートーヴェン交響曲第９番終楽章:シラーの頌歌“歓喜に寄せて”による合唱』、2013年には著書『《第九》虎の巻:歌う人・弾く人・聴く人のためのガイドブック』（音楽之友社）を出版。

感覚と感情を揺さぶる音楽

酒井　「音楽」という言葉は、古来、日本で使われていました。「楽」という漢字は元々「楽器」を意味していて、それが転じて「たのしむ」という意味の文字になったということです。「雅楽《ががく》」は奈良時代から続く音楽で、中でも舞を伴わないものが「管絃《かんげん》」と呼ばれました。その合奏では当時の主要な管楽器・弦楽器・打楽器がそろっていて、最古の「管弦楽（オーケストラ）」でした。人間は、昔から音楽を楽しんでいたのですね。

曽我　音楽を聴いていて楽しいのは、自分の感覚と響き合うものがあるからだと思います。音楽によって感情が揺さぶられると、興奮や悲しい感情などが起こりますね。安定した状態からいったん揺すられてみて、その反動でまた安定した状態に戻ってくることの繰り返しが、音楽だとも言えます。

酒井　音楽を聴いていると、速いリズムでスリルを味わうこともあれば、メロディの哀愁に共鳴することもあります。そうした感情の起伏が音楽の抑揚と共振するとき、楽しいと感じるのでしょう。「共鳴」や「共振」とは、そもそも人間の声や楽器の音が出るしくみでもあります。オーケストラ曲であるシンフォニー（symphony）の語源は「共に（syn-, sym-）＋音声（phone）」ですから、共に音が響き合うことを表しています。それを森鷗

外が「交響曲」と訳したのは上手い造語でした。[※1]

曽我　主に二〇世紀になって意図的に難解な音楽が作られるまでは、クラシック音楽は基本的に感覚や感情に基づいて組立てられて来ました。交響曲を指揮するときも、それを演奏の基本にしたいと心がけています。

一方、パターンが決まったものの演奏には、楽しさがあまり感じられません。つまり予想外のことが起こって、自分が体験したことのないことを、音楽を通じて「疑似体験」できるところに、楽しさを感じる要素の一つがあります。

酒井　美の要素には、そうした意外性が大切だと思います。「ドレミファソラシド」という音階が西洋音楽の基本であるにしても、音階自体には意外性がないですね。

生理的な感覚や感情は、意志と無関係に自動的に生じる部分が大きいのですが、意志の力でコントロールされる部分もあります。「ドレミファ」と聴けば、その次に「ソ」が来ることは脳が自動的に予測してしまいます。それと同時に、安定な状態への期待感が生じることでしょう。でも、それだけでは楽しくありません。ありふれた期待感をよい意味で裏切ってくれて、新鮮な感覚が得られたときに、「楽しい」という感情が増幅するように思います。

曽我　「よい意味での裏切り」は新たな体験を生むので、音楽という再現芸術で特に大切です。音楽に楽しさを感じる要素のもう一つは、知っている曲を聴いたとき、昔聴いたときの様子や、その曲にまつわる思い出を、合わせて追体験できることだと思います。

酒井　音楽にはそうした主観的な要素に加えて、客観的な要素があるでしょう。

曽我　客観的ということでは、そもそも音が空気の振動ですから、音楽は根本的なところで物理法則に基づいているはずです。ただ、音楽を解析するには複雑な要素が多く、音の強さなどは相対的な比較しかできないのが難しいところです。

和音は、「オクターブ（ドから次のドまでの間隔で、二音の周波数の比は一対二）」や「完全五度（ドからソまでの間隔で、二音の周波数の比は二対三）」の音程のように、合わせる音の周波数が整数比となるときに調和する、という理論に基づいています。さらにこの和音のハーモニー（和声）は、聴覚の生理的な特性に基づきます。例えば男女二人で同じメロディを歌うとき、二人の声の音程が一オクターブ違えば、そこに美しいハーモニーが生まれるのです。

酒井　リズムの方はいかがですか。

曽我　音楽のリズムは物理的な運動に例えることができます。音符の間隔が詰まっていけば、「ラターターターター、ラターターラター、ラタッタ・ラタッタ・ラタッタ、

※1　森鷗外（一八六二—一九二二年）小説家。四年間のドイツ留学の後に小説を発表した。

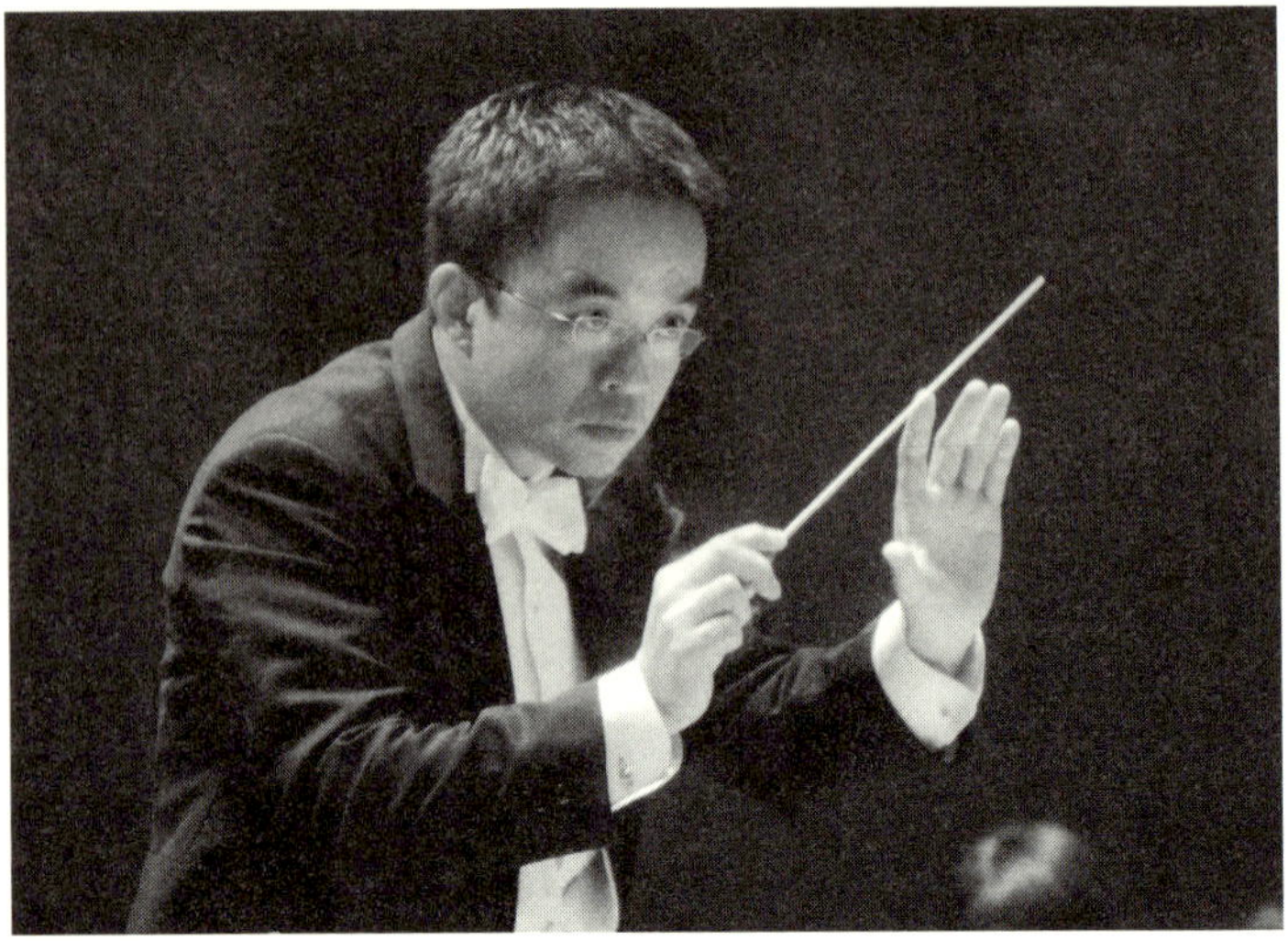

指揮者の意図を奏者に伝える

……」というシンコペーション（弱拍から強拍《はく》への移動）のリズムでは、自然と追い込まれていくように聴こえ、エネルギーも大きくなっていくように感じます。日常的に体験している運動が、音楽のリズムにも現れています。

酒井　その刺激を使って、脳の反応を調べてみたら面白そうです。

曽我　指揮は、音楽が物理法則に従うというアイディアを伝えることにもなります。例えば、テンポが「イチ・ニィ・サン・シィ」から、「イチニッサンシッ、イチニッサンシッ」と倍の速さになったとき、指揮棒をどのくらい小さく振れば効果的に伝わるでしょうか。もし振り子の周期に例えてみるといかがですか。

酒井　振りが小さいときの近似公式によれば、周期は振り子の長さの平方根に比例するので、四分の一だけ小さく振ると周期が半分になります。これは重力のみが働く場合ですが。

曽我　そうですね。指揮棒自体の運動も重力の法則に従ってコントロールすると、指揮者の意図が奏者に伝わりやすくなるようです。機械的に一定の速度で棒を動かすのでは、アクセントの位置が予想できません。指揮棒を振り上げたら、肩や腕の力を完全に抜いて「自由落下」で加速させ、ボールが弾むように腕を撥《は》ね上げる瞬間が、打点、つまり拍の頭です。

酒井　指揮者の意図がすべての奏者に瞬時に伝わるのは、基本的な指示がそうした物理法則に基づいているからなのですね。

指揮者とF1レーサーの関連性

酒井　音楽は、どんな制約を持つ芸術だとお考えですか。

曽我　芸術には、時間に縛られるものと、縛られないものがありますが、音楽は時間に縛られる芸術です。

酒井　音楽にはリズムやテンポという時間の制約がありますが、オーケストラでは全員で正確にタイミングを合わせるという制約がさらに増えますね。

曽我　そして指揮者は、実際の演奏以外の部分でも常に時間との戦いなのです。指揮者の音楽へのアプローチやアイディアは、そのほとんどが手と指揮棒の動きだけで、拍子と同時に伝えられていきます。それだけでは伝え切れない部分は、リハーサル中に言葉で伝えるのですが、指揮をする手をいったん止めたときに、いかに短い言葉で的確に意図を伝えられるかが勝負です。そぎ落としにそぎ落として言葉を送り出す感じです。ですから、指揮棒を振りながら、その伝えなくてはならないことを考え、覚えておくのです。

酒井　演奏では、過去よりも未来の方が重要なのでしょうか。

曽我　どちらも重要だと思います。指揮者は、現在・過去・未来のすべてで勝負をしています。現在の音を指示するための動作をしながら、次に起こる未来の音の準備を始めます。さらに過去に出した音のこともフィードバックさせながら、音楽を構築していきます。

指揮者にとって大切なのは、現在音が出ているにもかかわらず、指揮者の手の動きは「近未来」だということです。この点は演奏家とは違って、指揮者にだけ要求される要素だと思います。指揮者の手と指揮棒は、常に近未来に向けて振られていなければならないのです。

例えば、一拍目に強い音が欲しいと思ったら、必ずしも一拍目を振る必要はないのです。「イチニッサン、**ハイッ!**」という四拍目に当たる予備拍を強く振るだけで、次に強い拍の頭がきます。

酒井　指揮者の振りを見て演奏を調整するには、どうしても時間がかかります。指揮者は、指示してから実際にそれが音に現れるまでの、演奏者の反応時間を把握した上で、より早く指示を出さなくてはいけませんね。

曽我　そういうことです。また、指揮をしながら常に意識をしているのは、音楽の「起承転結」に従って流れを調整するということです。そこに、音楽に特有の脳の働きを感じます。

酒井　指揮者はたくさんの音を同時に聴きながら、状況に合わせて指示を出さねばならないので、相当複雑なことを瞬時にこなしていることになります。指揮者の脳を見てみたいものです。

曽我　実は、指揮者もスポーツ選手とよく似たところがあります。ここに資料として持ってきたものがあるのですが、この写真の人はご存知ですか。

酒井　F1レーサーのアイルトン・セナ[※2]ですね。曽我さんはセナに捧げる交響詩（「時を制しようとした男」）を作られていましたね。

曽我　彼の追悼十周年（二〇〇四年）に作詞と作曲をしました。そのセナが、こういうことを書いています。

※2　アイルトン・セナ（Ayrton Senna, 一九六〇―九四年）　ブラジルの英雄的レーシング・ドライバー。

「まず、最初は頭の中で、各コーナーで車がどんな反応をしたのか、どこでよかったか、よくなかったか、技術的なことだけをイメージする。しかし実際に車に乗り込むと、イメージしたことを可能にするにはさらに心理的強さが必要となる。すべて精神的なものなので、まず第一にできると信じることだ。そして、それをしたいという強い願望を持つことである。

そしてピットをあとにするとき、説明できないほどの速さで何十億ものことが頭と体の中を駆けめぐる。すべてが速く進み、感覚や反応も非常に強く感じられる。それに対する技術が必要だが、それまで経験したこともなく、自分にその能力がないはずのことが、ごく自然にできる。すべてが一つのゴールを目指し、さらには、はるか遠くにあるポイントに焦点を合わせている。それは我々の心の中にのみ映し出すことができるものだ。」

これをちょっと読み替えてみますと、

「まずは、最初は頭の中で、各小節で楽器がどんな反応をしたのか、どこでよかったか、よくなかったか、技術的なことだけをイメージする。しかし実際に楽器を弾き出すと、イメージをしたことを可能にするには、さらに心理的強さが必要となる。すべて精神的なものなので、まず第一にできると信じることだ。そして、それをしたいという強い願望を持つことである。

そして楽屋をあとにするとき、説明できないほどの速さで……」

あとはそのまま続きます。

酒井　素晴らしい！

曽我　全く同じなのです。音楽にはスポーツとも深い関連性がありそうです。このことは今、自分が音楽家として意識しなければならないことであり、今まであまり意識していなかったことではないか。そういう思いがあります。

酒井　F1というスポーツの神髄が、指揮に通じるとは驚きです。F1では事前にサーキットの要所をすべて頭に入れて、想定される変化に対して準備しておくのでしょう。時速三百キロを超えるような自動車を操るのですから、人間の脳が元々持っている身体感覚や運動指令のスピードに比べてはるかに速い変化に順応しなくてはなりません。運転中の刹那《せつな》には、「説明できないほどの速さで何十億ものことが」圧縮されて、脳の中を駆け巡っていることでしょう。

指揮をする場合も、事前に曲の要所をすべて頭に入れて、想定される変化に対して準備しておくのでしょう。

曽我　その通りです。指揮者は、オーケストラの前で指揮をするという一見華やかな時間の何十倍も時間をかけて、綿密な準備をしているのです。

大脳と小脳による演奏

酒井　楽器演奏の練習をするときは、最初にスケールダウンして、ゆっくり演奏するところから始めるのが一般的ですね。

曽我　ゆっくりすぎると実際に演奏で用いるテクニックと違いすぎる場合があるので、適度なスピードから始めるとは思いますが、その通りです。

酒井　適度なスピードで演奏できなければ、最初から目標のスピードに挑戦しても無理でしょう。楽器演奏だけでなくスポーツもそうですが、意識的に適度な練習を繰り返して熟達していくことで、最後には意識しなくとも上手くできるようになる。この脳のメカニズムについては、伊藤正男先生[※3]による大脳と小脳の説があります。

最初は大脳を使って、フォームを目で見て確かめたりしながら、ゆっくりと意識的に反復練習をする。そうすると、大脳のシミュレーション・モデルが小脳に作られ、今度は意識せずに小脳だけを使って運動ができる。

そもそもわれわれが意識できる時間の流れはゆっくりしていますし、運動からのフィードバックを待っているようでは、次の動作に到底間に合いません。小脳はとにかく指令を一方的に送るだけ。しかも意識する必要がない分、結果を気にせず実行できるため、自動的に体をコントロールできます。

曽我　脳の自動化のお陰で、いろいろな状況の変化があっても、それに動じずに実行できるのですね。

酒井　体操選手も、最初のイメージ・トレーニングではコマ送りのようにゆっくり行います。最初は大脳を使って意識的に体の動きを把握し、最適の動作を予め記憶にきちんと収めておくのです。小脳から正確な指令が出るようになるまで練習すれば、あとは体が自動的に動いてくれます。

楽器の演奏も同じで、相当速いパッセージ（経過音）の場合には音を聴いて音程調節のフィードバックをかける暇がありませんから、小脳だけで「自動演奏」をするしかない。

曽我　ちょうど昨日、カタリーン・ロタール[※4]のリサイタルに行ってきました。彼は私の二五年来の友人で、世界最高のテクニックを持ったコントラバス奏者です。プログラムの

※3　伊藤正男（一九二八年―）　生理学者。東京大学名誉教授。小脳の研究で世界をリードした。
※4　カタリーン・ロタール（Catalin Rotaru, 一九六五―）　ルーマニア生まれのコントラバス奏者。

最後に、ヴァイオリンの難曲「カプリース二四番」（パガニーニ作曲）をコントラバスで弾きました。

酒井 それは素晴らしい。「カプリース」をコントラバスで弾くとは初耳です。

曽我 実際に観てみると、いとも簡単に弾いているようなのですが、恐るべきスピードと正確さでアーティキュレーション（フレーズ中の音の連なり方）を表現しています。彼の超絶技巧のレベルが常識を超えていて、みんなその凄さが分からなくなってしまうという人なのです。コントラバスで弾いているようには聴こえません。

酒井 ヴァイオリンの技巧を極限まで追究した曲を、ヴァイオリンより四倍も大きなコントラバスで弾くとなると、想像を絶するほどの難しいコントロールが要求されることでしょう。たとえ腕の運動は四倍に増幅できたとしても、手の大きさは変わりませんからね。コントラバスの音域は、何オクターブですか？

曽我 コントラバスの曲で普通使われる音域は、三オクターブ強までですが、彼は四オクターブ半くらい使っています。

酒井 「カプリース」には、オクターブの重音（ある音とその一オクターブ上の音を同時に鳴らす奏法）が長く続くところがあります。ヴァイオリンでは隣り合う弦それぞれに人差し指と小指を置いて弾くのですが、これをコントラバスではどうやって弾くのですか？

曽我 親指の外側と薬指を使って、指板の下半分の高いポジションで弾くのです。

酒井　弦楽器はピアノなどと違って、同じ二本の弦上で高い音になるほどオクターブを押さえる指同士の間隔が狭まっていきます。コントラバスによる「カプリース」の演奏には、腕から指までの正確無比のコントロールがヴァイオリン以上に必要ですね。

曽我　そうです。信じられないテクニックです。こういう究極の技を見ると、脳と筋肉は、いくらでも鍛えられるように思います。

すべての音が自発的に起こる状態

曽我　実際の指揮では、自分以外の要素も関係してきて、不測の事態への対処が必要です。コンサート中に客席で赤ん坊がワッと泣きだすとか、演奏家の楽器が思うように反応しないとか、弦が突然切れてしまったとか、予期しないことにも対応できなければなりません。

Ｆ１レースの話に戻ると、例えば前の車がひっくり返れば、即座に対応しないと、巻き添えになって大事故にもつながってしまいます。また、前の周回ではなかったオイルが路面に付いていることもあるでしょう。急に雨が降ってきて路面のコンディションが変わるかもしれません。あらゆる事態に対して、臨機応変な対応が求められます。

指揮にも常に柔軟な対応が必要です。技術的な対応の例としては、お客さんがこういう反応をしているからこうしようとか、ホールがこういう響き方をするからこんな広がりが出るようにしようとか、現場で修正します。

酒井 ホールの実際の響きを聴きながら、最も効果的な指示をライブで出すのですね。それはリハーサル（予行練習）では行わない指示なのでしょうか。

曽我 そこが面白いところで、オーケストラのリハーサルは、全部やってはいけないのです。

「この服を着て、これを持って学校に行きなさい。七時三二分の電車に乗ってこの駅からこう行けば学校に着きますよ」というように全部指示したのでは、本番が面白くなくなってしまいます。ですから、ここまでやれば破綻なく演奏が終わる、という約束事を決めておき、二〇％から三〇％程度の余地を残してリハーサルを終えます。その自由な部分がライブの興奮や緊張感として伝わるのだと思います。

酒井 リハーサルは何回くらい行うのでしょうか。

曽我 一般の方に言うと驚かれますが、オーケストラのリハーサルは、一つのコンサートのために一回とか二回、多いときでも三回くらいしかやりません。それも四時間ぐらいで終わってしまう練習です。プロのオーケストラは年間百回ものコンサートをこなしているので、練習に多くの時間をとっていられないという事情にもよるのですが、そもそも演奏家がそれぞれに高い能力を持っているからこそ、それくらいの練習で本番に臨めるのです。

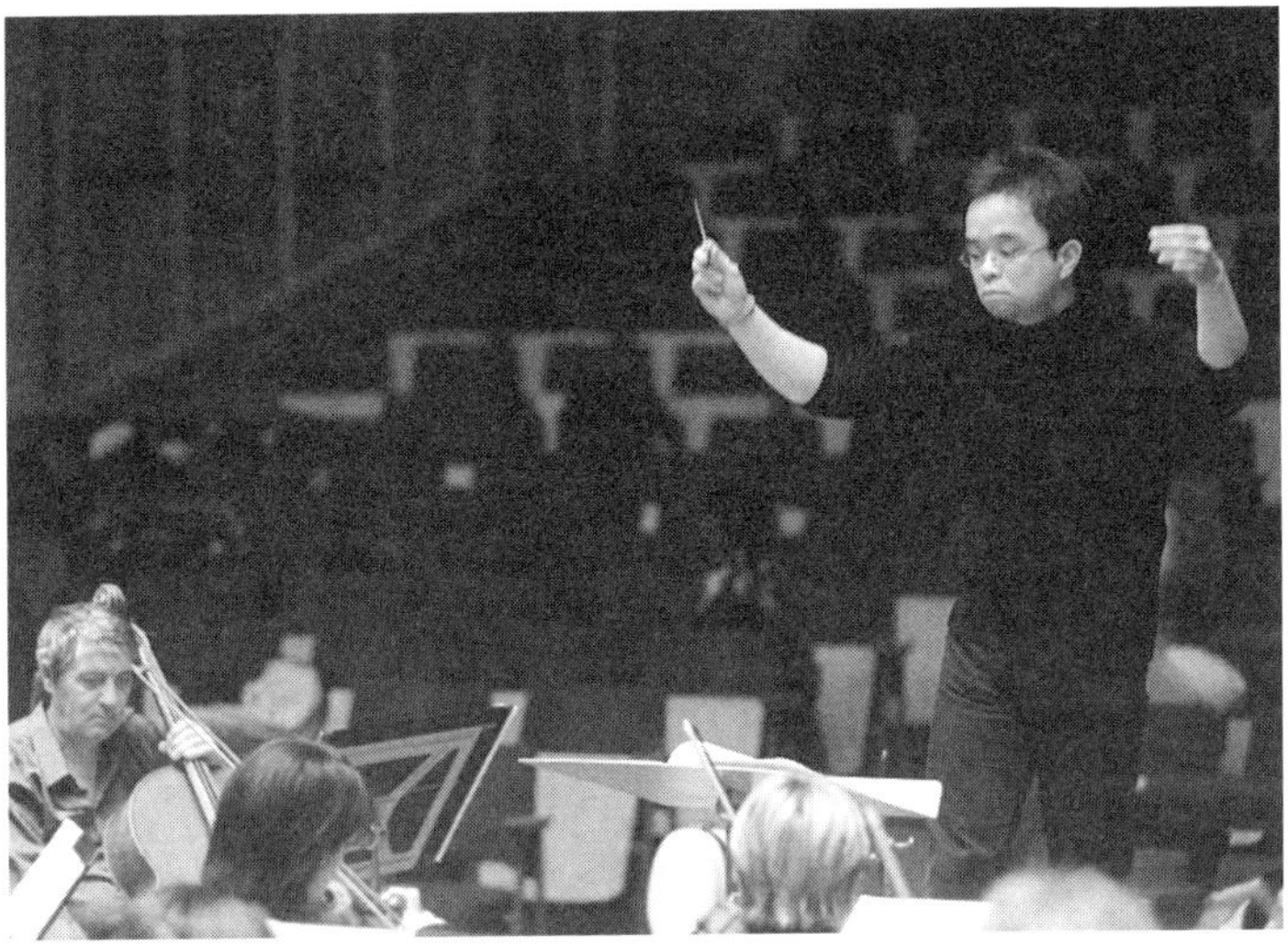

リハーサル風景

サッカーでも、メンバー各人が優れた能力を持っていれば、試合前の練習ではポジションを決めて連携を確認し、相手チームの様子を把握するというくらいでしょうか。あとは自主練習にして、試合では皆伸び伸びプレーさせる。そういった感じの自由度が、オーケストラとサッカーチームに共通していて、私にはとても興味深いのです。

酒井　指揮者の役割には、サッカーチームの監督に近いものがありそうです。指揮者は自分では音を出せないし、監督もプレーできません。

曽我　まさにその通りです。一番よい演奏というのは、指揮者が真ん中にいながら、いないような状態だとも思います。それは、すべての音が自発的に起こるような、理想的な状態です。指揮者はその触媒のような状態でいるだけです。存在感がありすぎるとよくないのです。

酒井　聴衆に指揮者の作為が見えてしまっては、自然な演奏に聴こえなくなってしまいます。

その状態は、「自意識」にも当てはまると思います。自意識過剰で気負ったり、上手くやろうと思って慢心したりすると、かえって失敗してしまうことがあるでしょう。「無我の境地」のように巧まず自然体でいながら、自発的に実力が引き出せるのが理想的な状態です。スポーツ選手が行うイメージ・トレーニングには、そういう効用があるのだと思います。

曽我　音楽家もイメージ・トレーニングをしますが、目標に合わせて、短期的なイメージ・トレーニングと、長期的なイメージ・トレーニングがあると思います。

例えば、コンクールなどの場合は、具体的な演奏をイメージするよりも、むしろ自分が授賞式にいるところをイメージすることから始めると上手くいくような感じがしていきます。長期的な未来の授賞式のイメージから、だんだん現在までイメージを引き戻して来て、それなら今これをやらなくてはならない、というふうに想像します。一方、短期的には、今ここで楽譜に向き合って実際の演奏に必要な動きの細部をチェックしている自分がいるというイメージです。

指揮者コンクールという経験

酒井　コンクールの話が出ましたが、キリル・コンドラシン国際指揮者コンクール[※5]は、指揮者の登竜門として最も水準が高く、しかもその選考がかなり緻密に厳しく行われるタイプのコンクールだそうですね。

曽我　指揮者のコンクールにはいろいろあるのですが、コンドラシンのような国際コンクールでは、いずれも全世界から、二〇〇人から四〇〇人が集まってきます。

酒井　もうすでに現役で指揮をしている人たちが応募して来るわけですよね。

曽我　そういう人々を選考するために、最近は、まずビデオ録画による予備審査も行われています。予備審査は曲が指定されている場合もあって、ピアノ伴奏でもオーケストラを前にしてもいいから、その曲を指揮したビデオを送るという課題が出されます。あくまでもビデオと現実では違うものですが。

酒井　そこで評価されるものは何でしょうか。

※5　キリル・コンドラシン国際指揮者コンクール　キリル・コンドラシン（コンセルトヘボウ管弦楽団の客演指揮者）の功績を記念して、一九八四年より四～五年毎にオランダで開かれる。

曽我　最低限の指揮の基礎能力があるか、その人が何かオーケストラを引っ張れるものを持っているか、ということでしょう。そのような能力はビデオからでも分かります。

酒井　指揮者という仕事では、最初にステージに出てきたときの自信に満ちた印象というか、その人が醸し出す雰囲気も大切ですね。いわゆる「カリスマ性」です。

曽我　そのあたりの判別はビデオでは難しいですね。ただ、自分がいくら準備をしてコンクールに臨んでも、もっと優れた候補者が出ていて、敵わないこともあります。一位になったときは、たまたま運がよかったということです。でも、若いうちはどんな経験でも必要なので、極限のところに自分を置いて研ぎ澄ます、ということも必要だと思います。その意味でコンクールは重要です。

酒井　曽我さんがコンドラシンで優勝（一九九八年）されたのは、ブザンソン国際コンクール[※6]の指揮部門で一位になった五年後でした。コンクールは、そうやって挑戦し続ける目標なのですね。

曽我　そう思います。一方、審査する立場に回ってみると、別の難しさがあります。指揮者は五〇歳を越えてからが勝負なんだと言われますが、それより若い人たちを評価するのですから。

酒井　それは五〇歳を越えるあたりから円熟の境地を迎えるということでしょうか。

曽我　ある程度の年齢まで経験を積み重ねて、はじめて人に伝えられることがあります。

リーダーシップも同じです。「若いのに生意気だ」などと嫌われることもありますし。大《たい》家《か》でもどこか愛嬌があって可愛げのある人は、素晴らしいリーダーシップを発揮しますね。きちんと押さえるところは押さえながら、完璧ではなく見える人。そういう境地も年齢のなせる業《わざ》なのでしょう。

酒井　今の話を伺って、カルロス・クライバー[※7]が浮かびました。気難しくも優雅な指揮ぶりでした。

曽我　先ほど話に出た不測の事態についても、臨機応変な対応には、経験の量と比例する部分があります。若い指揮者にとっては、すべての人が最初からよいオーケストラの指揮ができるとは限らないので、何らかのチャンスを自分で開拓していかなければなりません。それがコンクールでありオーディションだということです。

いろいろな体験、いろいろな空間に身を置くことで、自分の脳のどこかに体験を蓄積していくことが不可欠になります。あらゆる体験は、音楽のためにあると私は思いたいのです。ですから体験の積み重ね方の一つとして、よいアンサンブル（演奏団体）や優れた音

※6　ブザンソン国際コンクール　指揮部門と作曲部門があり、一九五一年より一～二年毎にフランスのブザンソンで開かれる。

※7　カルロス・クライバー（Carlos Kleiber, 一九三〇—二〇〇四年）ドイツ・オーストリアの指揮者。

楽家と一緒に仕事をすることは、本当に必要なのです。

酒井　海外での武者修行や留学もまた、必要な体験の典型です。芸術家には他人の評価が常につきまとうという宿命がありますが、それは学問の世界でも同じです。その中で、こんなに優れた作品や仕事が評価されないのはどうしてなのか、といった不満も当然起こることと思います。そうした逆風を跳ね返すためにも、体験の蓄積によって自分に自信を持つことが大切でしょう。同じことを繰り返しているときは、毎回考えなくて済むから楽なのですが、あまり進歩がありません。そのルーチンから抜け出して、新たに創造的な仕事ができるためには、それまでの自分の殻を破る必要があります。そのきっかけとなるのが、新たな体験なのでしょう。

　指揮者コンクールでは、現代の作曲家に依頼した新曲の指揮も課されますね。

曽我　例えば、一〇分くらいの新曲を短期間で勉強して指揮するといった経験もします。

酒井　全く聴いたこともない複雑な現代曲なのに、オーケストラにある多種類の音を頭の中で全て再現できるのですか。

曽我　ソルフェージュ（読譜能力）では、一度に頭の中に鳴らせる音が四つか五つぐらいです。スコア（総譜）[※8]を読み込んで積み重ねていくうちに、多声部が分かっていきます。

　音楽は有機的に作られたものですから、楽譜全体を見回しながら、その曲に現れる有機的な「ルール」を把握していかねばなりません。しかも、そのルールが分かれば分かるほど、現れてくる謎がたくさんあるのです。ですから、スコアを単に最初から最後まで読み通せば覚えられるというものではありません。

酒井　そうしたルールの発見と謎の解決が、その曲の新たな解釈につながるのですね。

制約が芸術を創る

曽我　一八世紀終わりまでの、いわゆる古典派の時代には、作曲家は王侯貴族に仕えていて、三日間くらいで曲を書いて「王様、どうぞ」と献上しなければならなかった。いわゆる大量生産の時代です。事実、モーツァルトやハイドンの時代のほうが、ロマン派へ移行するベートーヴェンの時代よりも圧倒的に曲数が多いのです。そういう時代には、ソナタ形式（提示部・展開部・再現部とコーダから成る形式）やロンド形式（反復される主題部の間に、挿入部を加えた形式）といった、ある定型の形式におさめて曲を作るということが行われました。そういったルールがないと、あの大量生産は成り立たなかったのでしょう。

※8　スコア（総譜）　オーケストラのすべての楽器が記されている多段の五線を使った楽譜。

それがベートーヴェンの時代になると、そうした形式を一度バラバラにして複雑に組み立て直すようになります。ルールがないことはないけれども、それがだいぶややこしくなっている。その背景には、作曲に時間的な余裕が持てるようになったという事情もあったのだと思います。ベートーヴェンは作曲して出版社から収入を得たり、パトロンから年金をもらったりしていて、創作に没頭できたのでしょう。

酒井　曽我さんも、最近は作曲に打ち込んでいらっしゃいますね。

曽我　私の座右の銘は、「締め切りが芸術を創る」です（笑）。だって締め切りが来ないと、いつまでたってもやらないものでしょう。だからベートーヴェンだって、自分で演奏会を催さないといけなかったのだと思います。依頼原稿だってそうですし、画家にしても、展覧会をやるから、それまでに描かなければとキャンバスに向かうのでしょう。

酒井　締め切り以外にも、様々な制約が芸術を創るということはあるでしょうね。「自由に何でもやっていいですよ」と言われると、かえって力を発揮しにくいものです。「この制約でやってください」と言われたときに、その枠の中で最大限どこまでやれるか、というチャレンジ精神が創作力を引き出すのかもしれません。

先ほどのコントラバスの名手も、「ヴァイオリンの難曲をコントラバスで弾く」という制約を自分に課して挑戦した結果、新たな創造が生まれたように思います。楽器にもともと制約があるからこそ、奥深い表現が生まれたのではないでしょうか。

私はベートーヴェンだけでなくバロック音楽も大好きですが、リコーダーやチェンバロといったバロック時代の楽器は、強弱の幅がとても限られています。その制約が、複雑な装飾音や即興性といった、実に豊かなアーティキュレーションの追究につながったように考えています。

曽我　先日、荘村清志《そうむらきよし》さん※9とお話ししていて、クラシック・ギターのことが話題になりました。ギター本来の音はそれほど大きくはありません。「でも、ギターの出せる最大音量を一万分割できたら、それはユニバース（世界）じゃないか」とおっしゃったのです。使える音量の範囲を細分化して、それだけの異なるニュアンスをすべて表現に生かすことができれば、あらゆる音楽世界が創れるということです。

酒井　それは「無限分割」という最も人間らしい考え方に通じます。

例えば数学では、整数の「0、1、2、3、……」のそれぞれの間を分割して、「有理数（分数）」を作ります。さらに人間は、分数で表せないような「無理数」を発見して、その隙間を極限まで埋めていきました。一方、無限に分割を続けていくことで、微分や積分が可能になります。

※9　荘村清志（一九四七年―）　クラシック・ギター奏者。東京音楽大学客員教授。

芸術性を追究していくと、どこまでも奥深いところまで行ける可能性があるのでしょう。楽器のダイナミック・レンジ（最大振幅と最小振幅の比）を細かく分割して表現することは、芸術性を高めることにつながるのですね。

曽我　ハイドンは、自分のオーケストラを持っていて、ほとんどの曲は自分の仕える宮廷の人たちのために書いていました。そうした中、オーストリアの他の街からの依頼を受けて作曲をした、『アプラウスス（Applausus, 喝采）』というカンタータがあります。実際の演奏現場に立ち会わないのは初めてのことなので、ハイドンは演奏に関する注意をまとめた手紙を楽譜に添えました。その手紙には、「***pp***と***p***は格段の差があるから気をつけること」、あるいは「***ff***と***f***は格段の差があるから気をつけること」という注意から、演奏のしやすい写譜の仕方までが、実に事細かに書かれているのです。ハイドンの時代にも、この強弱のニュアンスの差がそれほどまでに意識されていたのです。[※10]

酒井　それは現代のオーケストラ演奏でも特に意識されているのですか。

曽我　実際に私が最も気をつける点もそこなのです。オーケストラによってポテンシャルは様々ですから、要求できるレベルが違います。そのレベルを知るには、どこまで***pp***を要求できるかが重要な判断材料になります。つまり、オーケストラ全体として、***pp***と***p***の差をどこまで出せるかということです。

音楽は、八割くらいが小さな音量の音で構成されています。大きな音はインパクトはありますが、全体に占める割合は比較的少ないものです。ですから、小さな音をどこまで出せるかがプロとアマチュアの差であると同時に、それによってそのオーケストラの懐《ふところ》の深さが分かります。よいオーケストラになればなるほど、*pp*の方に差が出るわけです。

*pp*は技術的に一番難しい。*pp*の響きに技術的な破綻がないことが第一です。かすれた音になっては勝負にならない。とくにオーボエなどの楽器には、そうしたリスクが伴います。よいオーケストラは、そうしたリスクを回避する能力を持っていて、豊かな表現ができます。

酒井　指揮者の方はいかがですか。

曽我　そこが指揮者として難しいところです。*pp*をどこまで要求していいのか。逆に*pp*を要求しないで、*p*の方を相対的に強く出さないといけない場合もあります。

言葉ではなく、指揮棒で伝えられるもの

酒井　リハーサルで指揮者が演奏者に指示するとき、どこまで具体的に言葉で表現するも

※10　*pp*と*p*……*ff*と*f*　いずれも音楽用語。*pp*（ピアニッシモ）は「とても弱く」、*p*（ピアノ）は「弱く」。*ff*（フォルティッシモ）は「とても強く」、*f*（フォルテ）は「強く」。後出の*mp*（メゾピアノ）は「やや弱く」。

のでしょうか。

曽我　それは状況によりますね。物事を説明するときに、私は大きな項目から始めて、個別の具体的な説明に落とし込んでいくように心がけています。例えば、「東京大学出版会」を説明するには、「銀河の、太陽系の、地球の、アジアの、日本の、東京の、本郷三丁目の、東京大学出版会」という順番で説明します。

それで、例えば相手が本郷三丁目まで来ているなら、それから先のもっと細かい指示をしてもいいですね。しかし、東京を知らない人に、いきなり赤門や東大構内の説明をしたところで、何が何だか分からないで終わってしまうでしょう。そういうことにはできるだけ気をつけるようにしています。

酒井　音楽の場合であれば、作曲家が生きた時代背景といった大枠から始めるのでしょうか。

曽我　はい。一般教養としてみんなが知っていることは省きますが。

酒井　指示を伝えるためには、指揮者と同程度の音楽的な想像力が、演奏者にも必要でしょう。

曽我　そこが難しいところで、型にはまった言い方では上手く伝わりません。いかに適切な指示を出すかは、先輩のマエストロ（巨匠）たちを見て学ぶところが大きいのです。私の先生の一人であるジュゼッペ・シノーポリ[※11]は、「音を大きくして」と言わないのです。

例えば、「温めてください」と言う。そうすると、「大きくして」と言うよりも人間的な感情に近く、指示の意図が伝わりやすくなります。しかも、必要なときに瞬時にそういう表現ができるのが素晴らしいと思いました。

酒井　シノーポリは精神医学に関心が高かったためか、個性的ではありますが、人間の感じ方を的確に言葉で表せるのですね。それは独特の才能でしょう。

曽我　その一方で、指揮者が指揮棒を振るのは、言葉で伝えられないものを伝えるためだと思います。もちろん、本番では言葉が使えませんし。時間的な速さや勢いの程度を具体的に伝えるには、手や指揮棒の動きで伝えるしかありません。速さだけでなく、響きの固さや重さの質感も、指揮者は手の動きで伝えているのです。

例えば「重い」ということを表すときに、重さにも様々な重さがあるわけで、肩を下げた状態での重い感じと、肩に力が入っている状態の重い感じは、質感が違います。その「重い」という言葉の選択肢の中に、様々な質感を込められるということが、指揮棒を振る最大の理由です。

酒井　言葉よりも指揮棒を振ることのほうが、より直接的なのでしょうか。

※11　ジュゼッペ・シノーポリ（Giuseppe Sinopoli, 一九四六—二〇〇一年）　イタリアの指揮者・作曲家。

曽我　より直接的ですね。「大きなコンクリートの塊を下から支えているような感じで」とかでは伝わりにくいでしょう。

酒井　言葉で言ったとしても、それを経験したことがない人には想像しにくいですしね。

曽我　指揮棒による質感の伝え方となると、小澤征爾《せいじ》先生[※12]は、***pp***と***pp***ではないものの間の表現の絶妙な感じが実に素晴らしいのです。音楽的な表現を突き詰めた最後のところにまで、息づかいの細やかさや微妙な差が感じられます。指揮棒が動きすぎては、余計なものが入って来て良くないのです。

私が最初に指揮を習ったマエストロの一人は、N響（NHK交響楽団）に当時よくいらしていたフェルディナント・ライトナー[※13]です。彼は、手をわずかしか上げずに***ff***を振るのです。それが***pp***となると、もうほとんど動かないようなあんばいです。それでも伝わるのです。

私もだんだん教えるほうの立場になってきて、「指揮者の手の動かし方の正解というのは、その思った通りの音が出たときです」といつも言っています。ですから、こちらの意図が効果的に伝わるのであれば、何をやってもいいと思います。

酒井　そうした繊細な質感の表現法は、自ら実践する中で会得するしかないのでしょうね。カラヤン[※14]の指揮ぶりをただ真似しても伝わらないでしょうし。

曽我　でもカラヤンのあの振り方をすると、上手くいくときもありますね。それをやって効果が出るのなら、それで正解だと思います。

感動と記憶の結びつき

酒井　音楽家の頭の中では、スコアを目にしたときに音楽の表現する世界が浮かび上がってくると思います。実際にその曲が書かれた国の風土や文化を知ることで、音楽のインスピレーション（着想）が把握しやすくなったということはありませんか。

曽我　今から一〇年前ぐらいに、オーストリアの避暑地を巡る旅をしました。マーラーが作曲した場所や、ブラームスが作曲した所に行って、そこに数日滞在してみたことがあります。そこで流れている時間や一日の変化を身をもって感じると、「あっ、この曲のモチーフ（題材）はこれだ」と思う瞬間がありました。

酒井　シベリウス[※15]の場合は、フィンランドで白夜《びゃくや》を体験してみたいものです。

※12　小澤征爾（一九三五年—）指揮者。ボストン交響楽団とウィーン国立歌劇場の音楽監督を歴任。
※13　フェルディナント・ライトナー（Ferdinand Leitner, 一九一二—九六年）ドイツの指揮者。
※14　カラヤン（Herbert von Karajan, 一九〇八—八九年）オーストリアの指揮者。
※15　シベリウス（Jean Sibelius, 一八六五—一九五七）フィンランドの作曲家。

曽我　指揮者として嬉しいのは、オーケストラにいろいろ指示を出して、例えばある四小節を作り上げているときに、彼ら自身が意識していなかった領域に踏み込む瞬間があることです。「ああ、自分たちは、こんな音を出してしまったよ」というときがあります。そうすると、そこが新たな目標になります。これは面白い体験ですね。

一九八六年にセルジュ・チェリビダッケ[※16]がミュンヘン・フィルハーモニーと来日して、東京文化会館でコンサートを行いました。そのときのブラームスの交響曲第四番の演奏は、私の音に対する想像を超えた、素晴らしい世界でした。その辺から指揮の魅力の虜《とりこ》になっていったのです。

酒井　曽我さんがコントラバス奏者から指揮者へ転身した芽生えは、チェリビダッケとミュンヘン・フィルのライブだったのですね。その想像を超えた演奏とは、どこに秘密があったのですか。

曽我　スコアの構造を理解して、精緻なところまで徹底的にバランスを取ったことで、彼らが理想としていた音が出ていたのです。指揮者が一緒にいながら、何も考えないでバンと出しただけでは、そういうバランスは出ません。

例えば***f***のところであっても、「この人は***mp***で弾いてください」「この人はもっと小さくしてここの音を出して」というような指示を、小節ごとに究極までやっている。しかも和声の関係に従って、強さや質感を決めていくのです。リハーサルの回数を重ねながら、その指示によって起こる現象を「練習」ではなく、オーケストラ全員が「体験」してゆきます。指揮者の意図をオーケストラが、頭だけではなくて感覚として理解するのです。その結果、リハーサル前とは全く違う音楽ができていたのです。

酒井 楽器のパートや奏者ごとに音量と音質を微妙に変えていき、それらを追い込んだときに初めて出るような、「アンサンブル（合奏）の音」というものがあるのですね。でも、チェリビダッケとミュンヘン・フィルの演奏を聴いてそれに気づいた人は、ほんの一握りしかいなかったのではないですか。

曽我 そんなことはないと思いますよ。チェリビダッケのファンは沢山いますから。でも、なぜか分からないけれど私にも分かったのです。この名演は、チェリビダッケ自身がカリスマを持っていたからこそ成しえたことなのでしょう。

自分の体験を考えてもそうですが、音楽の感動というのは脳の記憶と密接に結びついているようです。体験によっては、音楽の感動の程度まで違ってきます。ある曲を聴くと、過去にその曲を聴いたときの体験と一緒になって記憶されることがありますね。例えば、あのときこの曲は、今結婚している彼女と一緒に聴いたとか。感動して、帰りがけに手を

※16 セルジュ・チェリビダッケ（Sergiu Celibidache, 一九一二—九六年） ルーマニアで生まれたドイツの指揮者。リハーサルに長い時間をかけることで有名だった。

握っちゃったな、とか。そういう具体的なことまで覚えているものです。そういった体験の深さのようなものが、音楽にはあるように思います。

酒井　苦労してチケットを取ったとか、座席は何列目のどこらへんだったとか、結構覚えているものですね。

曽我　大枚《たいまい》をはたいて買ったチケットなら、思い入れが強いから、演奏がそこそこでも思わず拍手をしてしまう（笑）。

酒井　そういう一度限りのエピソードもあれば、繰り返される体験もあることでしょう。

曽我　同じ曲を繰り返し聴くので、聴いているうちに自分の記憶の中で大切にしている演奏というものが決まってくることが多いと思います。そうすると、どんなにいい演奏であっても、自分が大切にしていた演奏とかち合うことがあって、摩擦を起こします。

摩擦を起こしながらも「これは何か凄い」と思う場合もあれば、拒否反応を示すということもあるでしょう。自分が若かった頃、新しい提案をしてオーケストラに拒否されたこともありましたが、聴いている人から拒否されるのも、これと似ているかもしれません。

二〇一二年には、ルーマニアのオーケストラの夏休みシーズン明けのコンサートで、エネスコ[※17]の交響曲第一番という難解な曲を指揮しました。この曲は、ルーマニア以外の国のオーケストラで演奏すると、最初はその難解さゆえに、「ああ、難しい」「ああ、混乱した」という拒絶反応が起こることがあります。回数を積み重ねていって時間をかければ、どのオーケストラも理解をしてくれるとは思いますが。
しかしルーマニアでは、その国が生んだ作曲家への敬意から、この大天才の音楽を大切にする思いがあり、その作品に対する献身や愛情の深さが演奏に現れてくるように思いました。今回の演奏は、オーケストラのそういう思いに助けられたのです。

酒井 手ごたえのある名演となり、大成功だったのですね。

曽我 ルーマニアの演奏家たちは、「難しくて理解できない」とあきらめるのではなく、「理解したい」という欲求を自然に持ったのだと思います。

酒井 その欲求がオーケストラで増幅され、共有されたからこそ、それを聴いた聴衆が沸いたのですね。

曽我 プロのオーケストラは、年間百回ものコンサートをやるわけで、演奏する曲をいかに愛し続けて、命を注ぎ続けることができるかが、プロとしての永遠の課題なのです。もちろん技術のレベルはきちんと確保したうえですが。

酒井 楽団員一人一人の体調にも良し悪しがあるわけですから、楽団員が入れ替わっただけでもオーケストラ全体の調子や傾向にまで増幅して影響する可能性があるでしょう。

※17 エネスコ（George Enescu, 一八八一―一九五五年） ルーマニアの作曲家・ヴァイオリニスト。

オーケストラの技術水準を維持するのは、大変なことなのですね。

曽我　そのあたりが演奏家としてとても厳しい部分です。

私たちは、二、三百年前に書かれた曲を現代に移し替えて、そこで生かそうとしています。現代の演奏家は、過去の作品を通じて自分の個性を表現しているように思われがちですが、そうではありません。まずは過去の作曲家に対する感謝の念を持ち、奉仕をしなければ。その曲が生まれた時代の空気や、作曲家が一つ一つの曲に込めた気持ちや、音楽に注いだ情熱や愛情をできる限り理解したい。ですから、その作曲家や音楽に対して奉仕をするということが基本だと思います。

レナード・バーンスタイン[※18]が、母校ハーバード大学で「答えのない質問」[※19]という音楽の講義（一九七三年）をしています。彼が「楽譜の表記に絶対的なものはない」と語ったことはその通りで、そこに答えはないのです。だからこそ音楽は飽きないし、常に新しく、そして楽しいのかもしれないですね。

酒井　先ほど「制約が芸術を創る」というお話がありましたが、作曲家の意図の再現に徹することが、同時に創造的な表現の発露になっているということでしょうか。

曽我　まさに、そういう質問を生徒から先日もらいました。「過去の作曲家が書いたものを足かせと思うかどうか」と聞かれました。私は逆にそれが、今の自分たちに与えられた自由だと考えています。

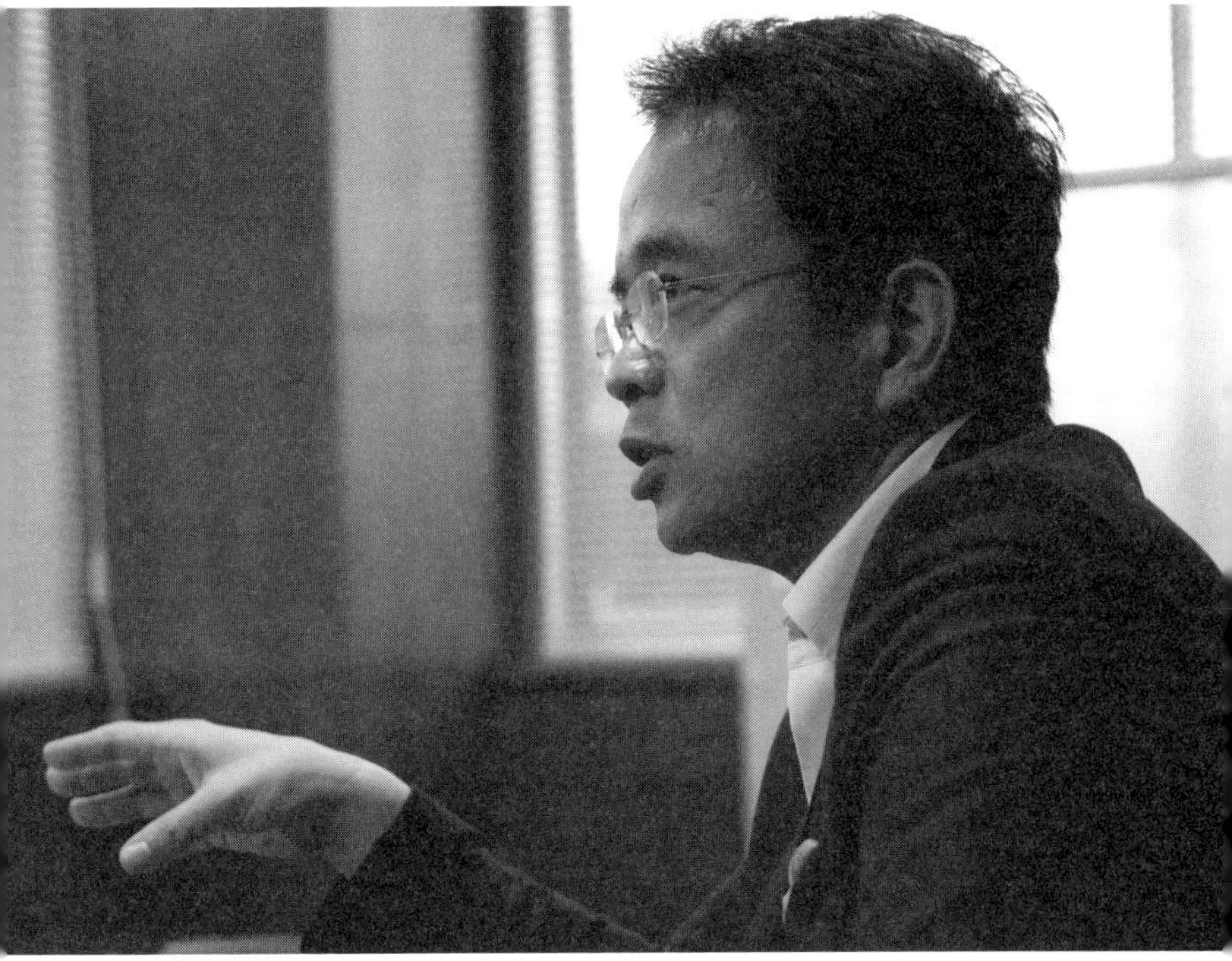

オーケストラと自分が音楽に溶け込む

酒井　ルーマニアのお話が出たところで、曽我さんご自身のことを少し伺いたいと思います。曽我さんは指揮者の中でもとりわけ大柄ですね。

曽我　そうですね。

酒井　お名前も「大介」だから、大柄なはず（笑）。

曽我　生まれたときから体が大きかったようです。

酒井　「名は体を表す」と。音楽に興味を持ったきっかけは何だったのでしょうか。

曽我　母がピアノを弾いていたので、幼少時からそれを聴きながら育ちました。ピアノの先生ではなかったのですが、普通にいろいろな曲を弾いていましたね。両親がともにＩＣＵ（国際基督教大学）で、そこの合唱団に入っていました。幼稚園はミッション系のところに行ったので、いつも讃美歌を歌わされました。

讃美歌というのはよい作曲家のよいところだけを切り取ってあるので、和声の素晴らしい進行とか、そういうものを自然に吸収する身近な機会だったと、今になって思います。それは音楽に触れる大切な経験の一つだったんでしょうね。当時それに興味を示したとは思いませんが、それが何となく記憶に残っているということが大切だと思います。

我《が》の強い子どもだったので、親からピアノを教わるという気もなく、ピアノの先生からレッスンを受けました。音楽を職業にするという意識も全くありませんでしたね。

酒井　プロの指揮者を意識し始めたのはいつ頃ですか。

曽我　桐朋学園大学時代はコントラバス専攻で、指揮副科で小さな曲を指揮する機会はありましたけれど、実際に意識するようになったのはブカレスト音楽大学[※20]のコントラバス科に留学してからです。

酒井　高校のオーケストラ部でコントラバスを選んだのが、音楽の道へ進むきっかけになりましたね。

曽我　その前から弦楽器をやりたいという思いがあって、コントラバスを選んだように思います。中学まではクラリネットをやっていました。

それでブカレスト音楽大学を卒業する年に、いきなりプロのオーケストラの指揮をするチャンスに恵まれました。今から思えば自分では何も分かっていないのに、演奏会が終わったらみんなが拍手してくれて、何か自分の指揮が上手くいったような気になりまし

※18　レナード・バーンスタイン（Leonard Bernstein, 一九一八―九〇年）　アメリカの指揮者・作曲家。
※19　「答えのない質問」　言語学者ノーム・チョムスキーより影響を受けて音楽の普遍性を論じた。
※20　ブカレスト音楽大学　一八六四年に設立されたルーマニアの国立音楽院。現在は音楽大学。

た。そこから指揮の世界に深く足を踏み入れるようになって……。

酒井　聴衆の拍手は正しいのでは。実際そんなによくなかったら喝采などしないでしょう。

曽我　東洋から来た留学生が珍しかったこともあるのでしょう。私はブカレスト音楽大学の日本人第二号でした。

酒井　ルーマニア語の勉強はどうされたのですか。

曽我　留学の前に三カ月くらい勉強して行きました。現地に行ってからは学生寮で過ごしていましたから、覚えてはいけない言葉ばかりルームメイトから教わったりして（笑）。当時としては珍しいことだったと思いますが、両親ともにアメリカに留学していたので、英語の環境は家にあったのです。

でも自分はそれまで海外に住んだ経験などなく、ルーマニアが初めての海外でした。アエロフロート・ロシア航空の飛行機がブカレストの空港に着陸しようとしたら、畑の真ん中で不時着したかのようなところに滑走路がありました。いきなりそんな状況でしたね。

酒井　それは強烈な体験でしたね。

曽我　強烈ですよ。着いてみたら、「どこの田舎なんだ、ここは」と唖然《あぜん》とするくらい、滑走路際《ぎわ》はのどかな田園風景。牛が草を食《は》んでいる。野良犬が走っている。あ、高射砲がある。そんな感じです。空港から続くルーマニアの大平原には、今なお昔ながらの羊飼いがいるのです。

日が傾いてきて、地平線の彼方から雨のカーテンが次第に近づいてくるのが分かる。そして、激しい夕立が降ってくる。そういう原体験がないと、今から二〇〇年前のヨーロッパに生きたベートーヴェンの構想がどのようなものだったか、肌で感じるのは難しいかもしれませんね。

酒井 その風景は、ベートーヴェンの交響曲第六番『田園』の「嵐」のところでしょうか。音楽の体験の方はいかがでしたか。

曽我 巨匠と呼ばれる指揮者たちから直接習った大切なこともありますが、やはりオーケストラに教えてもらったということが大きいですね。

酒井 一対一のレッスンで教わるのもなかなか難しいですが、指揮者とオーケストラという一対多で教わるのは大変でしょうね。

曽我 それは難しいですよ。最初から上手くいくわけがないし、余裕がないと冗談も言えないですから。しかめ面ばっかりでは、練習が成り立たないのです。やはり経験を積めば積むほど、それぞれの問題に対してどういう対処をしないといけないかが分かってくるものです。

酒井 私は日常的に大学で講義をしていますが、例えば八〇人のクラスで話をしていて、全体が一つになる瞬間があるのです。みんながこちらを見ていて、「分かった」ということが直接伝わる感じです。これは面白いですね。だから、黒板やスクリーンの方ばかり向いて話しているようではいけない。指揮も、スコアばかり見ながら振るようではいけませんね。

曽我 指揮をしながら、オーケストラと自分が一緒になって純粋に音楽へ溶け込んでいくと、おっしゃるように、みんなで異次元に行くような体験がしばしばありますね。

指揮者と演奏者のコミュニケーション

酒井 オーケストラのリハーサルでは、演奏家からどのくらい意見が出てくるものですか。

曽我 言葉で出てくるのは確認がほとんどですね。演奏中ならお互いに何も言わずに意志が通じます。プロのオーケストラですからね。指揮者が奏者とアイコンタクト（互いの視線を交わすこと）をして、「オーケー、そう来たか。あなたの言うことは分かるよ」という感じで。

酒井 オーケストラ数十人の誰とでも、即座にアイコンタクトをとれるのですね。

曽我 隅々まで感覚を張っていますから。たくさんある茶色のアーモンドチョコレートの中に一つだけ赤いマーブルチョコが混じっていると一目で分かるのと同じで、整然と並べられているものの中に一つだけ異質のものがあると、「あっ」と思う。そういう感覚に似ていて、誰がアイコンタクトを取ってきても、すぐに分かるのです。

酒井　それは「ポップアウト」と呼ばれていて、注意にかかわる脳のはたらきです。人間以外の動物も、このポップアウトを使って、獲物や天敵が瞬時に発見できると考えられています。

それでも、人間ならミスはつき物でしょう。リハーサル中に演奏者が音を間違えたり、勘違いしたときは、どうやって指摘するのですか。

曽我　そこが難しいのです。たいていのプロの奏者なら、楽譜の方が間違っていると思ったら、奏者の側から質問が来ます。楽譜の問題を技術的に解決していくのは、指揮者の判断です。

音を間違ったからといって、奏者に即座に食いついてはいけません。でも、もちろん三回目ぐらいになっても間違えていたら、その原因が楽譜にあるのか、奏者のミスなのかを話し合います。そうしたコミュニケーションの仕方が大切です。

プロのオーケストラ・プレーヤーは、個々に卓越した能力を持ち、素晴らしい音楽体験をしてきた奏者たちです。その優れた音楽家たちの出す音にまず耳を傾け、自分の思っている音楽の作り方と方向性が多少違ったとしても、その奏者が意図している音楽を理解した上で、総合的におかしいと思ったときには、「あなたのご意見は素晴らしいと思います。でも、こういうこともご推薦できると思いますよ」という感じで伝えるように心がけています。「こういうふうにやったほうが、ここと合うと思いますよ」という言い方をすることもあります。

酒井　若い奏者に対してはいかがですか。

曽我　オーケストラの経験が浅い奏者で、その奏者の明らかな注意不足や、他の奏者と明らかに違う観点で演奏しているときは、注意を促さなければなりませんが、その伝え方にも言葉を選びます。

酒井　岩城宏之さん[※21]が『フィルハーモニーの風景』（岩波新書、一九九〇年）に書いていらっしゃいましたが、カラヤンは、例えば二番ホルンの人が間違ったときに、二番ホルンではなく一番ホルンにちょっと目配せをして間接的に伝えたらしい。指揮者はそういう気の遣い方をするのですね。

それが癇癪《かんしゃく》持ちのトスカニーニ[※22]だったら、「出ていけ！」とバシッと言うのかもしれないけれど（笑）。

曽我　いや、今どきそれをやったら、オーケストラの組合は強いですから、クビになるのはこっちでしょう（笑）。指揮者も若いうちは何も分からないですから、やりすぎの失敗もやってしまうわけです。私もたくさん失敗しています。

「異邦人」として指揮する強み

酒井　指揮者であれ奏者であれ、お互いを尊敬し合えるかどうかが基本にあるのでしょうね。日本では均質性や協調性を求めすぎたり、「出る杭は打たれる」というような風潮があるために、なかなか伸び伸びと個性を発揮しにくいものでしょう。

一方、ヨーロッパではオーケストラに人種や国籍、宗教、そして音楽経験が異なる多様な人たちがいるわけです。彼らはどのようにして協調するのでしょうか。

曽我　彼らは、音楽においてヨーロッパ的な価値観を共有しています。そこに多様な宗派があってもキリスト教に根ざした部分がありますし、古代ギリシア・ローマの哲学や文学からの影響が大いにあると思われます。

それから、言葉は明らかに音楽と表裏の関係にあります。ロシア語の先生に言われたのは、「言葉を学ぶとは、文化を学ぶこと。その文化の価値観を分からずして言葉が分かる

※21　岩城宏之（一九三二―二〇〇六年）　指揮者・打楽器奏者。札幌交響楽団桂冠指揮者、メルボルン交響楽団終身桂冠指揮者を歴任。
※22　トスカニーニ（Arturo Toscanini, 一八六七―一九五七年）　イタリアで生まれたアメリカの指揮者。

とはいえない」ということです。音楽もヨーロッパの主要な文化です。

酒井　言語と音楽の共通性は、奥深い問題です。歌は明らかに歌詞と旋律の融合であり、旋律はそれ自体、ちょうど文が単語の組み合わせで成り立つように、様々なモチーフ（楽曲の最小単位）が組み合わさって構成されています。

ヨーロッパの言語が多様なように、西洋音楽にもいろいろな文化やスタイルの違いがあるわけですが、そうした価値観の違いについてはいかがですか。

曽我　音楽には、価値観が同じでないからこそできることもあると思います。私たち日本人は、ヨーロッパ的価値観に対する「異邦人」です。しかし、異邦人だからこそ、殻に閉じこもった、決まったパターンの中に新しいものを持ち込むことができるし、ちょっと距離を取って見ることもできる。私はヨーロッパの若い世代にエネスコのシンフォニーを教えていますが、常に彼らと別の価値観で見られるということは、外国人として指揮することの強みだと思います。

酒井　それと同じことを、小澤征爾さんが「斎藤秀雄[※23]の教え」として『小澤征爾　指揮者を語る』（ＰＨＰ研究所、二〇一二年）に書いていらっしゃいます。日本人は特定の価値観を持っていないから、西洋のそれぞれの文化でよいところがはっきりと分かる。一つの色に染まっていると、それが妨げになり、かえって見えにくいところもあるのでしょう。

曽我　ウィーン・フィルが長い間オーストリア人の音楽監督を置かなかったのも、そういう理由ではないかと思います。ベーム[※24]やカラヤン以降、フランス人、イタリア人、日本人と外国人が続いていました。何か自分たちにないものを求めたのでしょう。現在は、ヴェルザー＝メスト[※25]というオーストリア人になりましたが、異例なのかもしれません。

一方で、自分の国の指揮者に対してはかえって評価が厳しいと思います。日本でも、日本人に対しては厳しいですね。フランス人に聞いたら、フランスもそうだと言う。とはいえ、オーストリア出身のカラヤンはドイツで成功して、ヴェルザー＝メストもスイスやイギリスで成功を収めて故郷に錦を飾れました。それぞれの国の伝統の違いが化学反応すると言いますか、そういうものが人間同士でもあるのが面白いと思うのです。

※23 斎藤秀雄（一九〇二―七四年） 指揮者・音楽教育家。桐朋学園大学教授などを歴任。
※24 ベーム（Karl Böhm, 一八九四―一九八一年） オーストリアの指揮者。ウィーン・フィルハーモニー管弦楽団名誉指揮者。
※25 ヴェルザー＝メスト（Franz Welser-Möst, 一九六〇年―） オーストリアの指揮者。二〇一〇年よりウィーン国立歌劇場音楽監督。

作曲するときの頭の中は？

酒井　指揮と作曲は違いますか。それとも方向性は似ているものでしょうか。

曽我　全く違いますね。指揮者が作り手の気持ちを考えるというのは、作曲してみないと上手くできないものですから。

作曲家の間宮芳生《みちお》先生※26から面白い話を聞いたことがあります。作曲中にインスピレーションが湧きだしてくる瞬間というのがあって、その瞬間はあらゆることが理論整然と素晴らしく順序立てて頭の中に湧き出してくる。それが止まらなくなって書き続けるのです。それなのに、例えばベートーヴェンの時代だったら、女中が「だんな様、ご飯できましたよ！」とやって来る（笑）。そうすると集中力がプチッと途切れてしまいます。現代では、携帯電話が鳴るとか、宅配便の配達でチャイムを鳴らすとかで途切れるでしょう。その瞬間に途切れてしまったものを、後からつなぎ合わせる必要が出てきます。そのつなぎ目が、実はどの作品にもあるというのです。

そのとき私はよく分からなかったのですが、いざ自分が作曲をするようになったら、その意味がとてもよく分かるようになりました。そうしたら、ほとんどの曲に継ぎ目が見えてくるわけで、そこに何らかの無理が残っているのです。

酒井　それは、指揮をする視点だけでは気づかないくらいの継ぎ目なのですね。

曽我　実際にモーツァルトの自筆譜を見てみると、一点の曇りもなく、ずっと流れが連続している場所が読み取れます。たとえば交響曲第四一番『ジュピター』の最終楽章にある二重フーガなど、迷いが一切ありません。そうかと思えば、譜面をガジガジと削って、五線を引き直して書いている部分もあるのです。モーツァルトは書き直しが少ないと言われますが、それでも継ぎ目はあります。

酒井　きっとやむを得ない中断がきっかけで転調してしまったりすることもあるのでしょうね。モーツァルトの手紙でも、とても悲しい話を書いた後で、突然、「昨日食べたアイスクリームが上手かった」という話を始めるくらいだから、移り気な性格もあったのでしょう。そうした精神状態も、きっと作曲に反映しているはずです。

曽我さんご自身はどうですか。今後、作曲にのめり込みそうな予感などはありませんか。

曽我　それは分かりませんが、私にとって指揮と作曲は、音楽活動の両輪のような感じがします。両方同時にやっていってもいい。作曲を始めたら、次から次へと何か書いていてと言われるので、書き続けているというところはありますが。

※26　間宮芳生（一九二九年―）作曲家。静岡音楽館ＡＯＩ館長・芸術監督。

酒井　作曲では、どのようなことを頭の中で思い描くのでしょうか。

曽我　まず、作曲の発想は誰にでもできるものです。例えば農民の鼻歌はとても音楽的なのです。実際、バルトーク[※27]は民謡を収集するために農村を旅して回り、村のおばあさんが心を許して歌ってくれるのを根気強く待ったそうです。そこでの蓄積がバルトークの音楽の根底を支えています。

その音楽的な発想を曲として残すためには、理論的な体系に基づいて旋律と伴奏を関連づけていくことが必要で、それが作曲と言われていることなのです。そして発想を何倍にも増幅させます。その和声という枠の中でいろいろなものを見せるのは技術であり、それをどこで使うかにもセンスが問われます。そういう作り方をした最たる人がベートーヴェンやブラームスでした。

作曲家なら誰でもベートーヴェンをお手本とするものですが、例えばベートーヴェンが使った様々なやり方や、それを使ったときの気持ちは、実際に自分で曲を書いてみるとよく分かりますね。

酒井　私は、いかなる芸術でも模倣から創造が生まれると予想しています。

曽我　「完全にゼロからの創造はあるか?」これは先ほどの間宮先生との話で出てきた問いです。それはあり得ないと私も思います。

体験なくして創造はない。今まで読んできたスコアのフィードバックなくして作曲はないでしょう。でも人間の素晴らしいところは、種となるものを複数掛け合わせて大きく広げたり、新たなものを作り出したりできることだと思うのです。

酒井　メロディの方はいかがでしょうか。

曽我　フッと浮かんだメロディというのは、新しい発想ではなくて、どこかで聴いたものの膨大な記憶の中から、その破片が自分の頭の中で合成されて出てくるのでしょう。

酒井　例を一つ挙げると、細川たかしの「北酒場」という歌の始まりですが、「北のー酒場通りにはー……」のメロディは、ドボルザークの交響曲第九番「新世界より」第三楽章のテーマ「ミソソーラソミドーレミソソー……」と実によく似ていますね（笑）。これは借用なのかもしれませんが。

曽我　新しいアイディアは脳が休まっているときのほうが出やすいのでしょうか。私は作曲していて新しいアイディアが出てくるのは、必ずといっていいほど、朝にシャワーを浴びているときなのです。昼寝から目覚めてシャワーを浴びてもいいのですが、寝る前はほとんどないです。

酒井　脳が休まっているときというより、脳が疲労から回復して活動し始めるときにアイ

※27　バルトーク（Bartók Béla, 一八八一―一九四五年）　ハンガリー・ルーマニア生まれの作曲家・民族音楽研究家。

ディアが沸きやすいようです。明け方早くに目が覚めたときなどもよいかもしれません。自分で意識できるのは脳で同時に起こっていることの「氷山の一角」でしかなく、意識下で様々な思考が同時に進行していると考えられます。そして何かよいアイディアが無意識に浮かんだ瞬間に、前触れなくフッと意識に上るのでしょう。

最近はどんな曲を書かれましたか。

曽我　つい最近ブラジルで、コーラスとオーケストラのためのサンバを作曲しました。ブラジルにロンドリーナという都市があって、日系人も多く、日本とも縁が深い場所なのですが、ここを舞台に毎年七月に音楽祭が行われます。私は数年前からその講習会でオーケストラと指揮のクラスを教えたりしていました。ところが、そこの主な会場だった劇場が、少し前に火事で焼け落ちてしまったんですね。そこで、復活を願う曲を書いてほしいと頼まれたのです。タイトルは「フェニックス・シンフォニー」だということで。

酒井　タイトルが先に与えられたのですね。

曽我　はい。曲の冒頭は、しっとりとはじまって、あとはサンバです。ポルトガル語の歌詞にラテン語のメッセージを足してコーラスにしました。そうしたら、ベートーヴェンのミサをやっていたときには硬かった合唱団が、生き生きと歌い出したのです。ブラジルには「すべてのことはサンバに帰る」という格言があります。それならサンバを書くしかないでしょう。彼らの文化だから。

酒井　そうやって音楽でブラジル人の魂に深く入っていくのが素晴らしい。曽我さんは、まさに文化大使ですね。

脳外科手術の体験

酒井　精力的に活動をしていらっしゃる曽我さんですが、二年ほど前に入院をされたのでしたね。

曽我　ええ、慢性硬膜下血腫の手術を受けました。特に思い当たる原因はなかったのですが、最初に右足を引きずるようになって、一週間で右手も自由に動かなくなり、言葉が上手く出てこない症状が現れました。

自分は検査に行くつもりで、日曜日だったので救急病院に行ったところ、「今晩の八時から手術です」と言われてしまいました。そこでＣＴで頭部の撮影をして、左の頭頂部に一センチほどの穴をあけ、血腫ドレナージ（排液法）を受けました。

手術が終わった直後から気分が凄くよくなって、動きたくて仕方ないのです。五日後の金曜日に退院し、翌日にはオーケストラの練習をして、日曜日にコンサートの指揮をしました。腕も自由に動くようになったものですから、もう嬉しくて動きまくってしまいました。

酒井　それはたいへんなことでした。血腫が左脳の前頭葉にわたって圧迫したため、そうした症状が出たのでしょう。すぐに血腫を取り除けば脳機能が回復しますが、術後は絶対安静ですから、ずいぶんと無理をされましたね。

曽我　その後半年で一区切りがついて、大丈夫というお墨付きを戴きましたが、自分で脳機能の低下を体験して以来、脳について興味がわいてきました。

入院中に気づいたのは、病棟ではもっと基本的なレベルで脳が働かない人たちがたくさん入院しているということです。人間として自立するために闘っている方がこんなにいらっしゃるという事実を認識させられました。これは他の音楽家があまりしていない体験でしょう。

酒井　手術前、言葉に関しては、言いたいことがすぐに出ない状態でしたか?

曽我　そうですね、イメージはあるのだけれど、具体的なものが出てこない感じです。でも聞く方は、問題なく理解できました。

酒井　脳の中では、言語の入力（聞く・読む）と出力（話す・書く）だけでなく、文法や文章の理解などが分業して処理されています。単語だけを聞いても意味が取れることが多いので、理解はある程度まで知識で補えるのですが、言葉を表出する場合は適切な単語を選び文法を使って緻密に文を構成しなくてはならないので、症状が出やすいのだと思います。

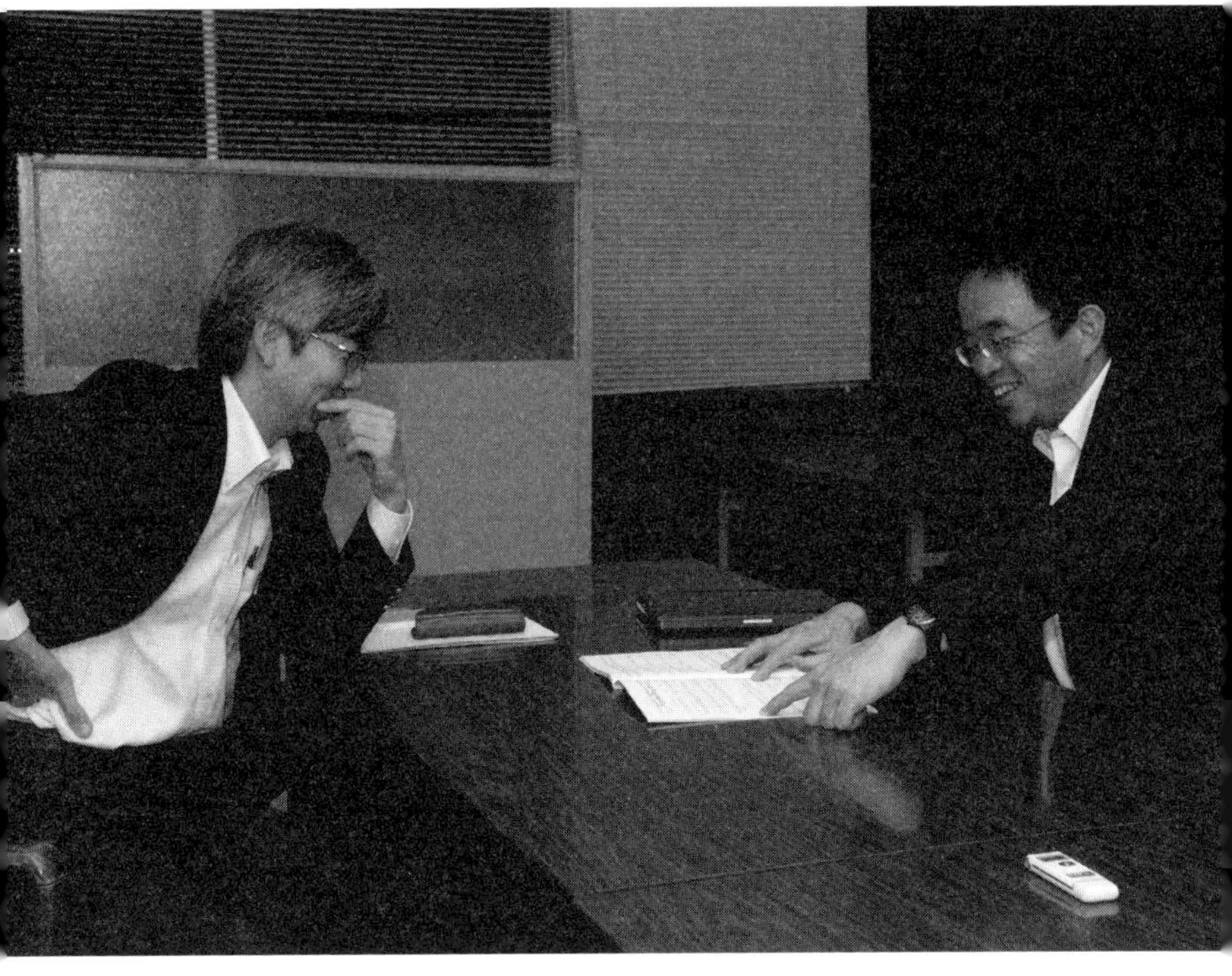

視覚的イメージによる記憶

曽我　入院中の検査では、短期記憶のテストも思うようにできず、とても悔しい思いをしました。指揮では楽譜を長期記憶にして覚える必要がありますから、どうするのが一番よいのか、お聞きしたいと思います。

酒井　これまではどのように実践してきたのでしょうか。

曽我　私の場合、一番早く覚える必要があるときは、夜に勉強したものを、そのまま朝に反復します。整頓してから覚える場合もありますし、そのままパッと覚えてしまうときもあるのですが、音楽が自然に身体からわき出てくるように楽譜を頭に入れておかないと、指揮台の上に立てないのです。年齢とともに視力や記憶力が落ちますから、スコアを細かく読みながら記憶するのにも限界がくるかもしれません。どうしたらいいのでしょう。

酒井　睡眠を勉強の間に挟むのは、脳の働きから見てよい方法です。さらに有用なのは、視覚的イメージの活用だと思います。岩城宏之さんの『楽譜の風景』（岩波新書、一九八三年）では、楽譜を「目の中にフォトコピーする」という書き方をしていました。楽譜を視覚的なイメージとして丸ごと覚えてしまう。もちろん脳に刻むのですが。

曽我　楽譜を視覚的に記憶するのは、有効だと思っていました。先日、ちょうどその考えに従った、全く新しい楽譜を出版したばかりです。『ベートーヴェン交響曲第九番終楽章：シラーの頌歌〝歓喜に寄せて〟による合唱』（音楽之友社、二〇一二年）という合唱譜です。

酒井　それは興味深いですね。どこが新たな特徴なのですか。

曽我　今までの合唱の譜面は「合唱譜」ではなくて、ピアノ譜でありヴォーカルスコアでした。つまり、ピアノの部分を優先しているため、合唱の途中でページをめくる必要があったのです。

そこで、合唱パートを優先してピアノの部分を小さく表示すると、歌詞の段落をひとまとまりにして見開きのページに収められることに気づきました。音楽的なフレーズと流れをなるべく切ることなく表示して、それが頭の中で整理しやすいという目的を持って作った楽譜がこれです。

これから「第九」を歌おうという人たちも、曲の構成を大きな単位で把握できるので、そのレイアウトに従って覚えやすくなると思います。

酒井　記憶の仕方と歌い方がきちんと合うようにデザインしたのですね。「楽譜の風景」を重視し

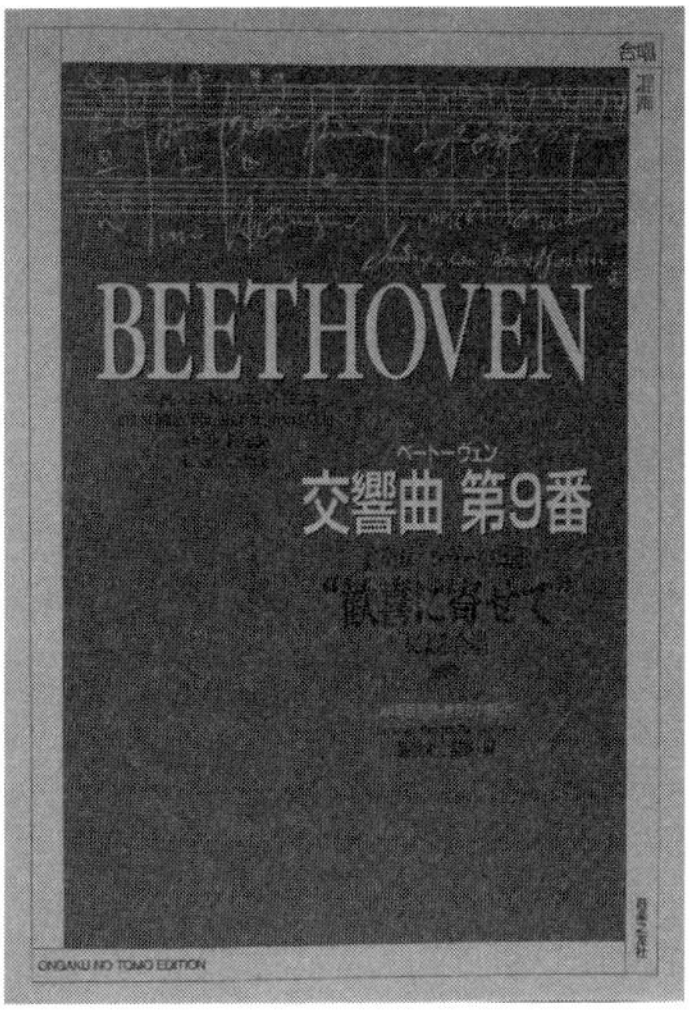

曽我大介監修・編『ベートーヴェン交響曲第9番終楽章：シラーの頌歌“歓喜に寄せて”による合唱』

た、初めての合唱譜だ。

曽我　昔の楽譜はページ数が制作コストに直結していたので、どうしても一ページに詰め込む必要があったのです。今回の合唱譜はページに余裕を持たせて、空白の部分も意図的に大きく取っています。このレイアウトを写譜屋さんに見せたら、驚いて「ええっ？」と言われました。

酒井　私は作曲家の自筆譜ファクシミリを集めているのですが、作曲家に近い発想を再現するためには、やはり自筆譜の段組みにできるだけ近いような楽譜が必要だと思っていました。当然ながらそれは記憶の助けになりますし、創造の過程を明らかにする上での貴重な資料になります。演奏家は、自分の音楽的な表現に合わせて、楽譜を新たに作り直すといいかもしれません。

曽我　そうした組み直しが、アナリーゼ（楽曲分析）というものにつながると思います。

酒井　曽我さんは、スコアにたくさん書き込みをされる方でしょうか。

曽我　最近は割としなくなった方ですけれど、よく書き込みはしますね。

酒井　書き込むとそれがさらに記憶を助けることになります。自分でこの段をくくって線を書き込んだとか、そういう作業の記録が全部、記憶の助けになりますから、書き込んで内容を徹底的に自分のものにしようとすると、吸収が早くなりますね。

脳の記憶は不思議なもので、余分なものをそぎ落として単純にするよりは、いろいろなものをつけ加えて複雑にした方が、かえって忘れないものです。思い出すときに助けになる手がかりが豊富なほどよいわけで、そのとき自分が考えたことをそのまま書き込んでおくと、その書き込んだこと自体がエピソードとして記憶されることになります。記憶容量が限られているなどと考えないことです。

曽我　なるほど、それはためになりました。今までは自分の書き込みが逆に思考の阻害になると思って、楽譜を買い直すときも、たまにありました。自分のマーキングしたものは重要な情報として見えてくるけれども、そればかりが見えてくるときがあって気になっていたものですから。

酒井　そういうときは、その目立ちすぎるマーキングを思い切って消してみるのも有効です。消したということもエピソードとして記憶されるでしょう。「楽譜への書き込みはペンでなく鉛筆で行いなさい」とよく教えられるのも、後で考えが変わって消すことがあるからですね。もし時間があれば、自分で写譜するのが一番でしょう。数学の定理の証明を勉強するときにも、自分で手を動かしてノートに書き写しながら、その筋道をじっくりたどってみるのが大切です。

最近私は、『脳を創る読書』（実業之日本社、二〇一一年）という本を書いて、「紙の本」と電子書籍の使い分けについて考えをまとめてみました。楽譜もどんどん電子化されて、書き込む風潮が薄れてきていますが、それではかえって覚えにくくなっていると思います。

曽我　書き込みをするなら、やっぱり「紙の楽譜」でないと無理ですね。それに、楽譜のページをめくるときの質感まで覚えていますから。「ここのところは、早くめくらなくてはいけない」とか。

酒井　それから、楽譜についてしまったシミまでも情報になりますね。ベートーヴェンの自筆譜に残った雨の跡で、書きかけの原稿を外に持ち歩いていたことが分かります。

曽我　私はコーヒー・カップを持ったままスコアを読んだりするので、こぼれてしまった跡が楽譜によく残っています（笑）。

酒井　指揮者が暗譜する場合は、楽譜の視覚的イメージに加えて、和声の聴覚的イメージや、棒の振り方の運動的イメージまでいっしょにして覚えると、すべてがリンクして、上手く長期記憶に定着できると思います。弦楽器奏者は指使いや運弓で、管楽器奏者はタンギングや息継ぎで運動的イメージをリンクさせるとよいでしょう。脳に自然なこの記憶法をぜひ試してみてください。

対談を終えて

意外性に満ちた創造の現場

曽我さんは、指揮棒の一振りに音の調べを乗せて、世界を飛び回るマエストロ。棒さばきは実に明快で端正。講演会などでも、様々な表現を見事に言語化しながら、音楽の魅力を雄弁に語る伝道師でもある。

曽我さんと私は、同じ高校（筑波大学附属高校）のオーケストラ部（桐陰《とういん》フィル）で、それぞれコントラバスとヴァイオリンを弾いていた仲である。彼の大きな体躯《たいく》でコントラバスが小さく見えたことを今でも思い出す。

対談で印象的だったのは、曽我さんが本当にオーケストラを大切にしているということである。演奏家から指揮者へと成長していく過程での様々な体験の積み重ねは、音楽への揺るぎない愛情に支えられている。指揮者としての国際的な評価も、オーケストラとの間に築き上げてきた信頼関係の延長線上にあるに違いない。共に演奏する仲間であるオーケストラを説得できなければ、聴衆や世界を説得することはさらに難しいのだから。

かつて名を馳せた大指揮者の幾人かは、オーケストラと対立した不幸なケースが醜聞として大きく取り上げられることで、逆にその知名度を高めることにもなっていた。そういったことから両者の対立の構図が一般に流布したのなら、それは実に残念なことである。しかし、職人気質《かたぎ》で真摯に音楽と向き合い、オーケストラとの一体化を第一に考える指揮者を目の当《ま》たりにすれば、そうした誤解を払拭するのに充分であろう。

曽我さんは、日本で指揮をするときは日本人が求めるメッセージを投げ掛ける。ルーマニアやブラジルなどで指揮をするときは、彼らが必要としていることに誠実に耳を傾け、音楽という形でそれを実践する。この体験の蓄積から、すべての人々に通じる音楽の普遍性も同時に浮き彫りになったのであろう。

対談を終えてしばらくして、曽我さんが指揮をする演奏会「和のこころ～美しい日本語と音楽が響き合うとき」にご招待頂いた（二〇一三年二月二三日）。これは詩の朗読（覚《かく》和歌子さん）とオーケストラの演奏（東京ニューシティ管弦楽団）による新たな共演であり、日本語の韻律が楽器の音と見事に響き合うことを実証した。音楽は、適切な想像力によって補われたとき、楽譜上の記号を超え、作曲家の意図が聴く人の心に直接響く。それを仲立ちするのが指揮者と演奏家の仕事なのである。詩の朗読も、本質的には全く同じことなのだ。

また、曽我さんが作曲した「森のシンフォニー」は、この演奏会が世界初演であった。木でできた様々な楽器を（フルートもグラナディラ材の楽器に持ち替えて）自在に響き合わせ、そして舞台の床までも巨大な打楽器にしてしまうのだから、その「曽我マジック」には驚嘆するしかない。

曽我さんのこうした意外性に満ちた創造の現場は、この演奏会で演奏されたドヴォルザークの交響曲第九番「新世界より」にも表れていた。ドヴォルザークがこの第二楽章を作曲するにあたって霊感を得たのは、インディアンの英雄にまつわる叙事詩『ハイアワサの歌』の哀しい一場面からだったという。その詩にも出てくる「家路」とは、下校放送のイメージとはおよそ縁遠いものであったのだ。美しい朗読を通してこの曲の真の姿に触れたとき、あの聴き慣れたメロディーが全く異なる音楽として蘇《よみがえ》り、自然と溢れてくる涙を抑えることができなかった。

この演奏会の終演後に、曽我さんから「音楽による脳の活動と、言葉による脳の活動の関係を、ぜひ調べてみてください」とリクエストされた。これは、既に研究室で取り組んでいるテーマの一つとなっている。

（酒井邦嘉）

読書案内

曽我大介著『《第九》虎の巻――歌う人・弾く人・聴く人のためのガイドブック』（音楽之友社、二〇一三年）

▼曽我さんの音楽講座（ヤマハ銀座ANNEX主催、二〇〇九年）で「第九」の話を聴いたことがあるが、本当に面白かった。それが本で読める幸せ。

斎藤秀雄著『指揮法教程（改訂新版）』（音楽之友社、二〇一〇年）

▼数少ない指揮の教本。多数の指揮者を育てた教育家の哲学が、音楽を愛する人々の心に響く。

II

なぜ将棋は深遠なのか

将棋棋士
羽生善治

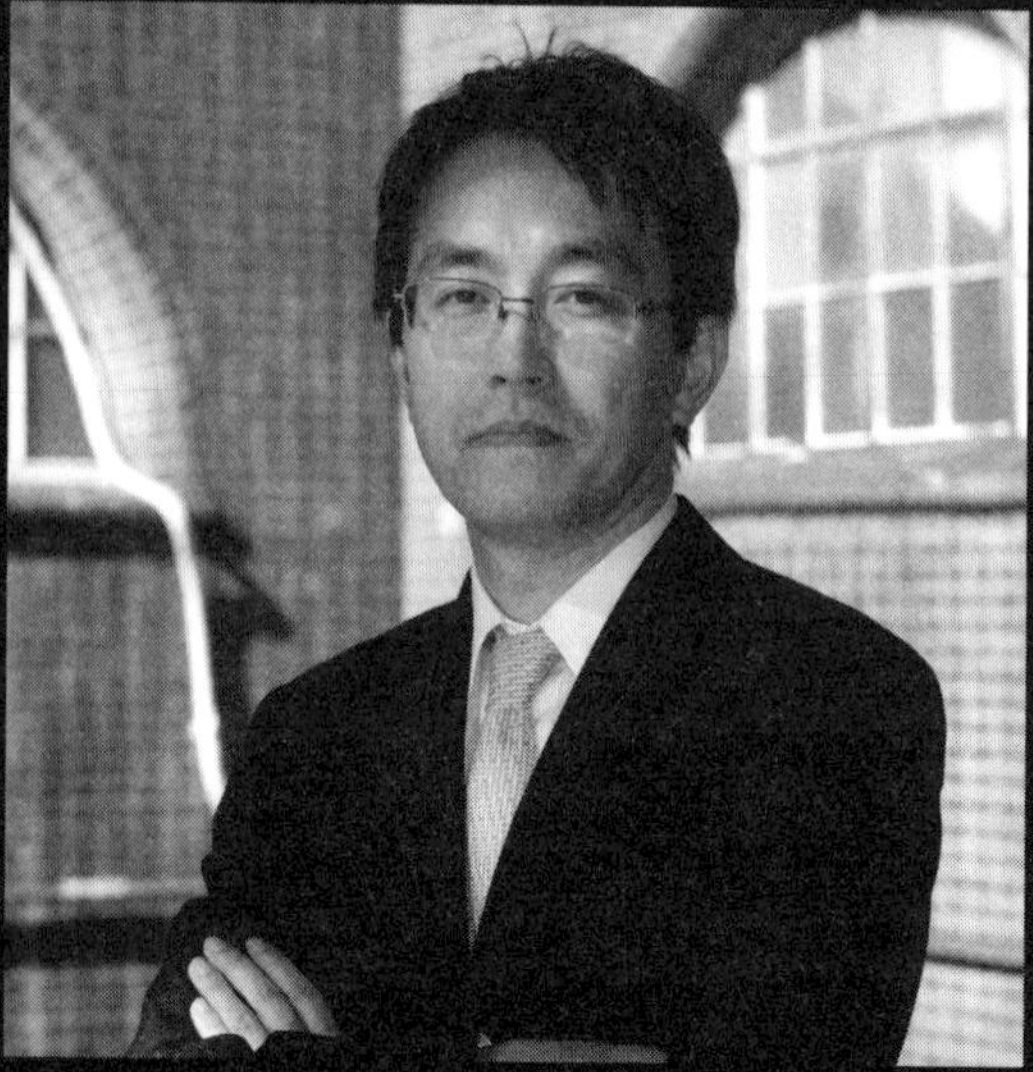

Yoshiharu Habu

将棋棋士。1970年埼玉県所沢市生まれ。6歳で将棋を覚える。1982年6級で二上達也九段に入門。1985年史上3人目の中学生棋士となる。1989年初タイトル、竜王を獲得。1996年将棋界で初の7タイトル独占を達成。2012年、棋界の金字塔と目されていた大山康晴の通算タイトル獲得期数80期の従来記録を抜く。2013年現在、全7タイトル戦のうち竜王戦を除く6つでの永世称号（永世名人・永世王位・名誉王座・永世棋王・永世棋聖・永世王将）の資格の保持（「永世六冠」）。加えて名誉NHK杯選手権者の称号を含めた7つの永世称号の保持は史上初。著書に『羽生の頭脳1－10』（日本将棋連盟）、『決断力』『大局観　自分と闘って負けない心』（角川書店）、『40歳からの適応力』（扶桑社）、『直観力』（PHP研究所）等多数。

将棋と語学の上達

酒井　羽生さんが将棋を覚えたのは六歳のときだそうですね。前に私の研究室でお会いしたときに興味深い話を伺いました。十代はじめまでに将棋を覚えたプロ棋士には、共通して自然に思い浮かぶ指し手がある。しかし、もっとあとから将棋をはじめた人たちには、それが浮かばないことがよくある。その指し手の自然さは、ちょうど「体内時計」（睡眠など毎日のリズムを決めるしくみ）のように脳の中に組み込まれている感じだとおっしゃっていましたね。プロ棋士に必要な将棋のセンス（感性）は、子どもの頃からの対局を通して自然と身につくのでしょうか。

羽生　そうですね。十分成長して、ある程度論理の積み上げで考えられるようになると、そちらのほうから将棋を習得していくわけですが、子どもにはそもそもそれができないので、必然的に感覚的なものとして局面を捉えることになるのだと思います。

ある程度の年齢までに将棋をはじめないと、感覚的に身につけられないとか、プロ棋士になれないというわけではないのですが、ただ、一つの場面を見て判断をしていくときのプロセスのあり方が、やはり違ってくるようです。将棋の基本というか土台のようなものができるのは、年齢的にはかなり小さいときであることは間違いないように思います。

酒井　論理的な思考力が身につく前の感覚的な習得であっても、そこで得られる感覚は、極めて理にかなった基本的なセンスだということですね。この「理にかなう」とは、自然と本筋（棋理に則った指し手）に従うという意味でもあります。

それは、幼少のときからはじめる音楽も同じで、自然と音楽的な表現を生むことに通じるように思います。子どもの脳の吸収力は、本当に不思議なことですね。

羽生　ええ、そう思います。

酒井　この本の対談全体を通して「言語」が一つの大切なキーワードなのですが、羽生さんが言われたことに、将棋の世界と言語との奥深い共通性を感じます。

母語（最初に身につけた言語）を含めて、十代はじめまでに覚えた言語は、自分の思考の一部に組み込まれている感じです。それは、外国語などを理詰めで覚えるのとはまったく違い、感覚的としか言いようがないくらい自然に覚えてしまいます。しかも言語は、正常な発達であれば誰でも身につきます。

羽生　語学では、文法の基礎からきちんと学ぶという覚え方もあれば、何となく話している中で、文法は理解していないけれども話せるようになるという覚え方もあるでしょう。さらに、意味は通じるとしても型にはまった話し方になるのか、とても柔軟な話し方になるのかという違いも出てくるでしょう。これは将棋の覚え方と似ているかもしれないですね。

将棋でもたくさん手が読める、正確に指せる、よく考えて計算できるという能力はもちろん大事なのですが、もっと大切なことがあります。それは、「この手はダメだ」と瞬間的に分かることです。

局面に含まれるたくさんの可能性の中から、「この手はもう考える必要がなく、ダメである」ということを識別できるかどうか。それができれば、余計なことを考えなくても済みますね。大切なのは、いかにそういう能力を身につけていくかということに尽きるような気がします。

酒井　その「捨てる能力」こそが本質なのですね。多くの可能性の中から、まずこれはありえないということを瞬時に見抜く。もしくは、瞬間的にそれが識別できる。

羽生　プロ棋士は、アマチュアの高段者より一〇倍も一〇〇倍もたくさんの手が読めるわけではなくて、読んでいる手の数はほとんど同じくらいでしょう。それでも、パッと見たときに選んでいる手がたぶん違う。盤上の適切なところを突けて、正しいとまでは言えなくても似たような方向性のある手を選べるか、それをいかに洗練させていくか、そういうことこそが将棋の上達だと思います。

たぶん言語も同じなのでしょう。結局、いろいろな場面で同じ状況はないわけですから、適切な言葉とか、その状況にあった表現を選ぶのも無意識的なはずです。そこには将棋との共通点があるのかなと思います。

酒井　間違った話し方は、それぞれの場合で無数にありますが、そうした可能性はほとんどすべて意識に上る前に捨てられてしまっていて、意識的に検討する必要などありません。

しかし、十代以降に覚えた外国語の場合は、たとえ間違った表現で話しても、自分では感覚的に気づかないものです。例えば、“Where are you come from?”（どこから来ましたか？）などと言って、他人に指摘されなければ、誤りに気づかないことがあります（are を do とするか、come を除く）。たとえ個々の単語が正しくても英語の文になるとは限りません。一方、英語がネイティブの子どもは滅多にそうした間違いをしないものです。

そうすると、意味が分かる以前に、すでに「型」ができていると考えるべきでしょう。将棋の一手一手の意味が論理的に分かる以前に、何か「見えないルール」を型として身につけておくことが大切なのでしょうね。

羽生　ある一手だけを見れば、将棋のルール上で許される手だとしても、それを含んだ五手とか一〇手を見たときに、そこに一貫性や連続性があるかということだと思います。戦略や方針にそぐわない手に気づき、違和感を持てば、軌道修正をしやすい。そうやって自然に考えられるかどうかが分かれ道なのだと思います。

酒井　出たとこ勝負で「次の一手」を探しているようではダメなのですね。外国語を習うときも、単語や例文を丸暗記するだけでは身についたとは言えません。文の中での単語の使い方や、文章全体の中での文の流れこそが言葉として大切です。

羽生　ただ、そうした流れがいつも先に決まっているとは限らないでしょう。将棋の場合、この指し手がいいかどうかはっきりしない場面がたくさんあります。分からない中で手を選んでいかなければならない。そこで分からないけれども、とりあえず一手指してみる、それに対する相手の一手を見る、さらにそれにきちんと対応する、といった方法論も知らないといけないのです。これが指し手をつなげていくための方法です。

言葉にもそういう傾向があるでしょう。話をしていて、結論はあとの言い方次第でいくらでも変えられますね（笑）。そういうやり方は、やはり将棋と共通しているのかなと思います。

酒井　誤解がないように補足しておきますと、十代以降にはじめると将棋や外国語が覚えられなくなるということではありません。論理的な思考力を過信するあまり、理にかなった自然な感覚を軽視するようではいけないということです。将棋や語学で伸び悩んでいる人も、きっとその辺りに上達のヒントを得られると思います。

将棋と言語の奥深い共通性

酒井　言語は人間の脳の一番根本的なところに組み込まれた「本能」のようなもので、人間の脳はもともと言葉を話せるように設計されています。生まれてから人間の体がだんだん成長していくように、赤ちゃんは外界からたくさんの情報を吸収していきながら言葉が話せるようになります。

一方、将棋は人間の本能ではありませんし、われわれの脳はもともと将棋を指すように設計されてはいません。そこで多くの人は、将棋と言語はまったく別物だと考えがちです。

羽生　将棋が指せなくても生きていけますからね（笑）。言葉をしゃべれないと、社会の中で生きていくのはかなり大変です。そういう意味では、将棋が言語のように絶対に必要とまでは言えないでしょう。

酒井　ところが将棋と言語には、とても奥深い共通性があるのです。言語には、「再帰的計算（ある演算の結果に対し、さらに新たな演算を加えていくような計算）」と呼ばれる特徴があります。例えば、「これは、ジャックの建てた家にあった麦芽を食べたネズミを……」のように、再帰的計算を利用して新たな文を加えていくことで、いくらでも長い文が作れます。

将棋に必要な思考でも、「もし自分が飛車をここに動かしたら、相手は銀をそこに動かすので、自分は金を動かして……」のように、再帰的計算が使われます。これは、いつも具体的に言葉にして考えるという意味ではありません。言葉にしなくとも、脳の中で再帰的計算が進むことで、「先読み」が可能になります。

羽生　考えを重ねていって何かを決めていくとか、何かを選ぶという観点から見れば、将棋と言語はよく似ていると私も思います。ルールとか制約とか特殊性とか、そういうところに馴染んでしまえば、将棋も人間が基本的に持っている能力で対応できます。つまり、言語を話す能力があれば、将棋もある程度までは基本に沿って指せるのだろうと思います。

将棋が語学などと違うところは、こういうふうにやったらこのレベルまでいけますよ、といったメソッド（方法論）が確立されていないということでしょう。言語では、たくさんの人が研究していて、メソッドが確立されているかもしれませんが、将棋の場合は、そういうことをやっても仕方がないという面があります。でも、本気になれば、ある程度体系化されたメソッドを作ることはできるだろうと思いますが。

酒井　実際には語学でも、多くの努力にもかかわらず、メソッドが確立しているとは言えないでしょう。例えば、少しでも発音をよくしたり、初歩的な文法ミスがなくなるようなメソッドがあればみんな使うはずですが、それは残念ながらありません。

単語の数が限られていても、その組み合わせでできる文の数は、普通に意味がとれるものだけでも無数にあります。これが言語の特徴です。将棋の場合も、「手筋（効果的な指し方）」を組み合わせることで、戦術のパターンがいくらでも作れるはずです。そうした戦術を自然に操れる人は、「将棋のネイティブ」だと言っていいと思います。そうすると、日本語と将棋のバイリンガルという人がいてもおかしくないでしょう。

羽生　ルールを覚えたばかりの子どもたちを見ていると分かるのですが、けっこう似たことをやるものです。例えば飛車《ひしゃ》を真ん中に動かしたり、桂馬《けいま》をどんどん跳ばしていったり。幾何学的な動きが好まれるのか、動かしたくなる駒には共通する傾向があるようです。それは、赤ちゃんが好んで話したがる幼児語にも似ているのではないでしょうか。

習得の最初のところでは、万人に共通の土台のようなものがあって、だんだん上達していくと、そこにその人の個性とか特色などが加わってくるようです。赤ちゃんがいきなり文章を話すことはないのと同じで、最初から特殊な将棋を指すような人はほとんど見たことがないですね。

将棋とチェスの根本的な違い

酒井　将棋を習得するメソッドが確立されていないということでしたが、将棋は覚えるためのコツがつかみにくいからこそ深遠なゲームであり、特有の面白さがあるのだと思います。芸術一般において、その芸術自体が持つ奥深さが、創造性を生むための鍵になっていると私は考えています。

羽生　将棋には一つの価値基準で判断しきれないところがたくさんあり、法則性を見つけ難くしているのだと思います。駒をたくさん取れば有利なのかというと、そうでもない。守りをとにかくしっかりすればいいかというと、そうとは言えない。状況によって、最優先すべきことが違ってくるのです。

その点では、テニスなどのスポーツとよく似ていると思います。テニスも最初のうちは、強く打ち返せるようになるとか、早くボールに追いつけるようになることが大事ですが、だんだん上手くなってくると、むしろ力の加減をコントロールして正確な場所に適切な強さで打ち返せるかどうかが勝負となります。

将棋も最初は、きちんと局面に対応できるようになる形で進歩していくのですが、だんだん上達していくと、いかに力の加減をして適切な強さで相手の急所に一手返すかが重要となります。局面ごとにどんどん目標や目的が変わってくる。そこに、共通した法則性を見つける難しさがあるのでしょう。

酒井　ゲームが進めば、選択した指し手の優劣がはっきりするのに、先が読めない局面での価値判断は悩ましいものですね。

羽生　ただそうは言っても、将棋は複雑で混沌としすぎていて、もう何をやっているのか分からないと途方に暮れるほどではなくて、捉えられそうなんだけど捉えられない、というぐらいの感じなのです。そこが将棋を続ける人の多い理由なのかもしれません。将棋には、サイコロを振るような偶然性が基本的に入らず、二人が一手ずつ指すことも決まっています。そういう強い制約があるので、将棋は何かが捉えられそうだという気になります。

酒井　世界の伝統的なチェス系[※1]のゲームの中で、将棋は相手から取った駒が自分の持ち駒として再び使えるという唯一のゲームです。その分、複雑になってはいますが、持ち駒が多いというだけでは優勢と限らないのが面白いですね。特に終盤では、相手より一手でも先に「玉《ぎょく》」を詰ますというスピードが優先されるでしょう。

羽生　それに、ゲームは直線的に終わるとは限りません。お互いにスピード重視で一直線に進んで終わるかと思ったら、終盤戦からもう一回中盤に戻って、そこから三〇手とか四〇手とかかかってしまうこともあります。ですから、実際に指してみないと、対局がいつ終わるかすら分からない。

酒井　チェスのエンドゲーム（終盤）のほうがはるかに直線的ですね。持ち駒がお互いにどんどん減っていくわけだから、ミドルゲーム（中盤）に戻ることも少ないでしょう。

羽生　そこには将棋とチェスの、ゲームとしての根本的で大きな違いがあると思います。

酒井　将棋では、序盤で駒組み（玉を他の駒で囲う布陣）が完成する前に戦いを仕掛けることもでき、あとで必要な駒が手に入ったら守りを補強できるわけだから、ゲームの構想にも幅が生まれます。

羽生　チェスより将棋の方が、終盤戦になってからの逆転の可能性が高いですね。それから将棋には、チェスと比べてマイナスの手がとても多いのです。考えられる選択肢の中で

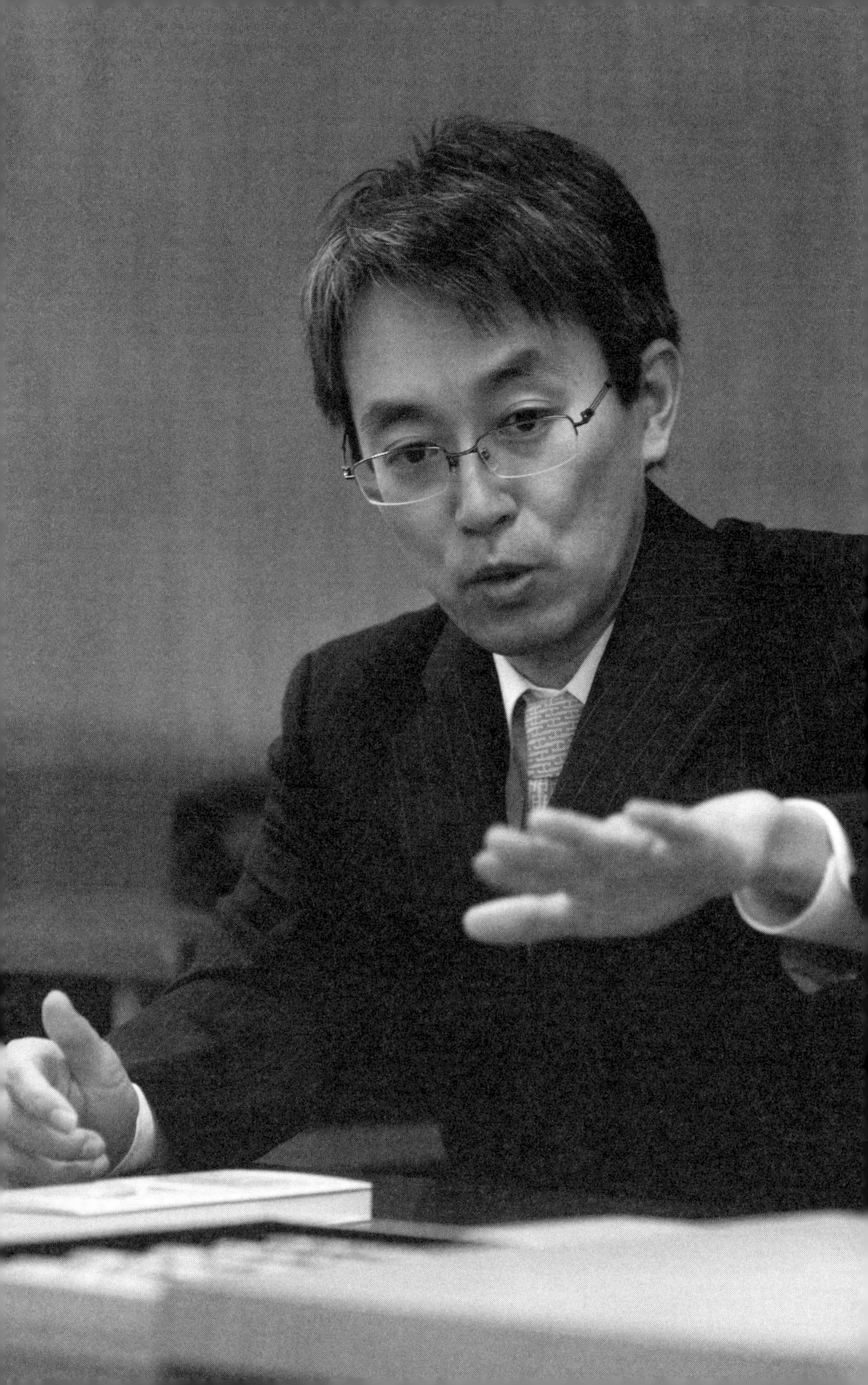

点数化していくと（「歩」一枚の基本価値を一点とする）、マイナス五〇点とかマイナス一〇〇点とか、マイナス二〇〇点というような手がたくさんあります。一度のミスの影響が大きいので、形勢に差がついていたとしても、マイナスの手を指してしまうとその差が縮まってしまいます。

酒井　持ち駒が「一歩《いっぷ》」増えただけでも、状況によっては形勢が大きく変わりますね。

羽生　「歩」は、非常に大きな意味を持ちます。特にプロ同士の対局のときには、一歩を持っているかいないかに、もの凄く神経を使います。実際、相手に一歩ないために勝ったというケースも非常に多い。歩のある位置が一つ上か下か（盤の横列である段の上下）が勝敗を分けることも多いのです。また、歩を突き捨てておいたほうが得なのか、その手で相手に一歩渡してしまうのが損なのか、そこは局面次第です。

持ち駒が使えることには、別の特徴もあります。例えば「銀」は最初お互い二枚ずつ持っていて五分五分ですが、もしその一枚を取られたら「一枚対三枚」の力関係になりますね。つまり、それだけでいきなり三倍の戦力の差が生まれてしまうのです。そういう中で均衡を保つのが、非常に難しいところなのです。

将棋と音楽の共通性

酒井　対局では、どのくらいのサイズの盤面が頭の中に浮かんでいるのでしょうか。

羽生　以前、棋士がどのように局面を見ているのかという取材を受けたのですが、棋士によってかなり違うことが分かりました。私は大体、八一のマスを四分割して、四分の一のエリアをそれぞれ頭の中で見ていることが多いです。

四つのエリアでは、駒がぶつかっているエリアや、自分が指そうと思っているエリアを中心に考えています。もちろん、最終的に着手するときには、全体を見て判断します。そういう中で、基本的には自分が駒を動かすところのエリアを見ていることが多いですね。

酒井　そのエリアは、状況に合わせて大きくしたり小さくしたりするのでしょうか。

羽生　ええ。駒がいろいろと動いていくので、もちろんエリア自体も動かす必要があり、大きさも変えます。飛車や角が大きく跳べば、視点が別のエリアに移ることもあります。

※1　チェス　二人の対局者が各一六個の駒（立体形）を持ち、八×八の市松模様の盤で対戦する。強力な駒が将棋よりも多く、双方それぞれ、ルーク（飛車）二個とビショップ（角）二個に加え、両者を合わせたクイーンが一個ある。

酒井　局面によるとは思いますが、指し手の構想には自分の経験や好みがどの程度まで加味されるのでしょうか。

羽生　やはり自分の好き嫌いはあるので、全体的な構想として流れや展開を組み立てるときには、自分なりにデザインをしていると思います。

酒井　そのときに、過去に経験した盤面や、これから指したあとの盤面をいくつもイメージして参照することが必要になりますね。

羽生　過去の蓄積と照らし合わせて考えることは確かにあります。同じ形でなくとも、類似したケースやパターンがなかったかどうかを思い出して、それをもとにして考えることはあります。また逆に、そういう過去の蓄積が全然通用しない局面もあるので、そのときには「こんな形で詰むんじゃないかな」とか「こういうような展開にしたらいいんじゃないかな」とイメージして、そこに合わせていくこともよくありますね。

酒井　具体的には、玉がどのあたりに動いていって詰みが決まるか、というようなイメージでしょうか。

羽生　そうです。王手を始めるときに、例えば「1四」のマス目に追い込んで詰むんじゃないかな、と先にイメージしておくことが大切です。詰《つめ》将棋[※2]でも、実は同じように考えて解いていくのです。ゲームの終わりに近づけば近づくほど、そういうイメージを使ったやり方が有効になってきます。

序盤では、いくら終わりのことをイメージしようと思ってもできませんから、過去の経験や学んできたことで同じものがなかったか、類似したものはなかったか、参考になるものはなかったかと過去の視点から見ていくことになります。

酒井　プロ棋士は、相当な数の過去の対戦について、正確にその全体を再現することができますね。

羽生　はい。

酒井　それが初心者にはなかなかできないことなのだと思います。頭の中に盤面はどんな具合に現れるのでしょうか。

羽生　それは歌や音楽を覚えるのと全く同じでしょう。最初の数小節を聞いたら、誰の歌かとか何の音楽かが分かるのと同じで、将棋も慣れてくると「あっ、この局面は矢倉（金や銀を矢倉のように配置した玉の囲い方）の一つの展開だな」とか、「これは振り飛車（飛車を左に動かす戦法）の将棋だな」と分かってきますよ。

音楽でも一つ一つの音符をバラバラに覚えているわけではなく、メロディーやリズムの

※2　詰将棋　王手の連続で玉を詰ます問題。攻め方は最短最善の手順で詰め、玉方《ぎょくかた》は最長最善の手順で受ける。そのような作意通りの手順（正解）は一つであり、作意通りの手順以外がある場合は「余詰《よづめ》」と呼ばれ、一般に不完全作と見なされる。

まとまりを聴いて認識しますね。それと同じで、一つ一つの駒の配置を覚えているのではなくて、駒組みのまとまった形や指し手の連続性から捉えているのです。それは決して難しいことではなくて、音楽や歌を覚えるのと同じように将棋もある程度集中してやれば、棋譜を正確に覚えられるものです。そこまで集中してやる人は少ないので、とても大変に思えるのでしょうが、実際はそんなに難しいことではないと思っています。

ただし、ランダムに続くメロディーやリズムは覚えられないわけで、不規則に駒を動かされたものを再現できるかというと、それは無理ですね。ある種の法則性や方針があって、形に沿っているものであれば、正確に覚えることができます。

酒井　ここで図らずも将棋と音楽の共通性が分かりました。そうした記憶では、対戦者や棋戦の情報を含めてエピソード的に浮かぶ感じでしょうか。

羽生　そうやって思い出すこともありますし、棋士の名前が伏せられても、誰が指したか分かるときもあります。一手や二手では分かりませんが、棋譜の一部を二〇手か三〇手ぐらい見れば、「これはきっとこの人が指しているのでは」と何となく分かります。誰の作曲した音楽かが分かるのと同じです。

酒井　棋士の個性が出るのですね。

羽生　ある程度まとまって選択した指し手となると、やはりそこに個性や特色が出てくるので、誰が指したのかけっこう分かるものです。これは慣れということもあって、たくさん経験するうちに自然と分かるようになります。

酒井　それが「棋風」なのですね。モーツァルトの曲が流れてきたら、それが初めて聴く曲でも「おっ、モーツァルトかな」と分かるようなものでしょう。そうするとお互いの棋風を知った棋士同士では、ある局面でこの相手ならこう指すだろう、というのが見えてきて、対局ではお互いがそれを考えながら指しているのでしょうね。

羽生　そういうことです。

一手一手から読み取れる情報

羽生　さらにつけ加えれば、一手一手に、非常にたくさんの情報があります。例えば、相手が三〇分考えてこの手を指したとなれば、「三〇分も考えたんだから、当然他の手も考えたのに違いない。他の手があったとすると、たぶんこういう手だろう。それなら、なぜ他の手は選ばなかったのだろう」。そうやってその理由まで推測できます。

同じ指し手でも、相手が一分で指したのならば、「これは前から考えていた手なんだな。他の手は考える必要がなかったんだな」ということが分かります。そうやって対局を重ねていくうちに、相手のことがよく分かってくるのです。

酒井　相手の考えていることを推理するわけで、そうした「読み」は面白いですね。

羽生　「棋は対話なり」という言葉がありますが、一手一手には何を思って何を考え、そして何を選んだかということが如実に表れているのです。そうやって、互いの理解が深まっていきます。

酒井　出版される棋譜では、指し手の所用時間をできるだけ削除しないで欲しいものです。棋譜から双方の思考の内容を再現するために必須の情報ですね。

羽生　持ち時間は貴重ですから、長考しているときには、それだけの理由が必ずあります。相手が長考しているときにはこちらにも時間があるので、その理由が何なのかを推測します。ただ、推測がずれていることもよくあります。そこがまた将棋の面白いところです。

実際、こちらが予想していた可能性を相手が全く考えていなかったという場合もあります。感想戦（対局終了直後に当事者たちが対局を振り返って検討し直すこと）でいろいろ話をすると、そこのずれの部分が見えてくることもあって、お互いに認識がずれていたために思いがけない方向に局面が進んでしまった、ということもあります。

酒井　「羽生マジック」と呼ばれるのは、羽生さんの指し手を相手が推測できなかった場合が多かったからなのでしょうか。

羽生　ええ。ただ、自分が不利になったときには、私はあまり奇抜な手は指さないようにしているつもりです。「勝負手《しょうぶて》」と呼ばれるような、ちょっとギャンブル的で大胆な手を指して逆転を狙うことはとても少ないです。私なら相手に追いつくというより、その不利な局面からそれ以上差を広げられないようにすることに、むしろ力を注ぎますね。だから、特別変わったことをしているわけではないのです。

もちろん、自分にとって普通だと思っていることが、他の人から見て普通かどうかはまた別の話なので、そこには感覚の違いがあるのかもしれません。

酒井 逆に自分が有利なときの方が、相手の意表を突く手を指しやすいのでしょうか。

羽生 どちらかが優勢になってしまうと、優勢になった方も奇をてらったことをする必要がなくなります。むしろ広げているリードを堅実に守りながら、一つのレールみたいなものを作って、そこに持っていく。そういう構想の立て方をしますね。

ですから、意外な手が出やすい場面は、両者が拮抗しているときです。形勢が五分五分で、どちらに揺れるか分からない場面や、何をやっていいか分からない場面なら、意外性のある手を選ぶということはあります。

酒井 均衡状態を打破するような一手ですね。

羽生 ええ。そういうときは先が読みづらくて、思わぬ一手が来たときの対応が難しいものです。それから、ときには形勢判断ができないこともあります。自分のほうから見ると形勢がやや不利に思えて、頭の中で盤面をひっくり返して向こうの立場から見るのですが、形勢が有利なのかよく分からないという場面があるのです。そうなると、一番初めの価値判断ができなくなり、そこで戸惑ってしまう。それでも手は選ばなければなりませんから、対応や方針が難しいのです。

酒井　チェスでは、双方が拮抗してドロー（引き分け）になるケースが多いかもしれませんが、将棋の場合はほとんどと言ってよいほど、その均衡がまた崩れるわけですね。合意のドロー（対局者同士が合意すれば、引き分けでゲームが終えられること）が許されるチェスと、それが許されない将棋では、厳しさの違いが大きいでしょう。チャンギ[※3]では、パスすることがルール上で許されていて、一回見送って相手の様子を見ることもできます。

羽生　そうした意味では、将棋はかなり厳しいゲームですね。

芸術作品としての詰将棋

酒井　将棋のルールが現在のような形で確立したのはいつ頃ですか。

羽生　今のルールが確立したのは約四〇〇年前で江戸時代です。その頃はもっとたくさんの駒を使う「中将棋[※4]」も盛んに指されていたようで、今でも関西を中心に中将棋の対局会があります。いろいろな将棋のタイプを比較して、一番面白い形に収斂《しゅうれん》していったのではないかと思います。

　昔は飛車と角がない将棋などもあって、全く勝負がつかなかったらしいです。それでは面白くないというので、ルールを変えてみたり、盤を広くして駒を増やしたりして、創意工夫を繰り返してきたのだと思います。ある程度の時間と手数で終わって、スリルある展開を残すにはどうすべきか考えた結果、今のルールに落ち着いたのではないでしょうか。

酒井　江戸時代にそういう将棋が生まれたことから、当時の人々の驚くべき創作力を感じます。詰将棋もそうですね。

羽生　江戸時代は世の中が落ち着いていたということも大きいのでしょう。特に詰将棋を作ることに非常に大きな労力が注がれましたね。将軍家に献上するわけですから、一門で力を結集して作っていたわけです。

酒井　『将棋無双《むそう》』や『将棋図巧《ずこう》』※5も、伊藤宗看《そうかん》と看寿《かんじゅ》の兄弟だけでなく、一門のチームで作られたのですか。

羽生　二人の力も非常に大きいと思いますが、この二人だけでやったとは私も思えませ

※3　チャンギ　韓国将棋・朝鮮将棋。二人の対局者が各一六個の駒（漢字を書いた八角形が一般的）を持ち、九×一〇路の盤で対戦する。漢《ハン》と楚《チョ》（王と玉）は宮城の外に出られない。「シャンチー（中国象棋）」の原型が高麗《こうらい》（一〇〜一四世紀）に伝わり、後に変化した。シャンチーは一一七頁を参照。

※4　中将棋　二人の対局者が各四六個の駒を持ち、一二×一二の盤で対戦する。取った駒は持ち駒にできない。

※5　『将棋無双』や『将棋図巧』　将棋家の伊藤宗看・看寿兄弟が幕府に献上した詰将棋百番（一七三四年と一七五五年）。「豪放難解の『無双』、巧緻華麗の『図巧』」と賞賛される。ただし『無双』六題と『図巧』二題は詰まないことが後に判明している。『図巧』第百番「寿《ことぶき》」（六一一手詰め）は、長手数の金字塔であった。

ん。大変な作業ですからね。詰将棋では、創作と検討は半分半分の作業量となります。まずは作ってみて、それに余詰などがないかどうか細かくチェックするには、作るのと同じくらいの時間がかかります。創作と検討の二つの作業を経て、やっと作品ができるのです。

酒井 私たち科学者も、創作としての実験・計算と、検討としての論文執筆に等しい労力をかけているので、よく分かります。

羽生 詰将棋は難易度が上がれば上がるほど、創作と検討のどちらの時間も比例して増えていきます。検討も同じくらいやらないと確証できないので。

酒井 しかも、検討している中でまた新しいアイデアが湧いてきたりするものでしょう。科学の研究と同じプロセスだと思います。羽生さんは、少年時代に『無双』や『図巧』を頭の中だけで解いていたそうですね。

羽生 はい。本から図面用紙に書き写して、それを見ながら頭の中で駒を動かして解いていました。私は十代のときに八王子市に住んでいて、都心にある将棋会館まで通うのに電車とバスの移動時間がかなり長かったので、その時間に詰将棋を解くのが習慣になっていました。

『無双』や『図巧』の詰将棋はずっとやっていないと解けない問題なのです。一問解くのに一週間かかったりするものがざらにあります。もし途中でやめると、もう一回最初から全部の変化を考え直さないといけないから、結局解こうと思ったらずっと考え続ける必要があります（笑）。

酒井　長編小説を読み切るみたいなものですね。

羽生　そういう意味では、根気がいる問題が多いですね。『無双』や『図巧』は芸術性が非常に高いので、その芸術性の高さがあったからこそ続いたのです。ただ問題があって解く、というだけでは、途中でやめていたと思います。あまりにも美しい手順や、感動する凄い手順がたくさん出てきます。こんなことができるんだという……。

酒井　発見があったのですね。

羽生　そうです。驚嘆すべき作品が多いのです。

酒井　中でも「煙詰め」[※6]［図1］は特に芸術的だと思いますが、その構想についてはいかがですか。

羽生　それは一一七手で煙のように詰む作品です。実は最初「9九」の位置に角がありました。たぶんこの角が「1一」のほうに行って詰むだろうという予感をさせるような配置です。最初見たときにパッと手順は分からなくても、たぶん最後はこういう形で収束するん

※6　「煙詰め」『図巧』第九九番。盤上に全ての駒（攻め方の玉以外）三九枚を配置して始まり、煙のように駒が盤上から姿を消していって最小の三枚の駒を残して詰み上がる（『詰むや詰まざるや――将棋無双・将棋図巧』平凡社、一九七五年参照）。

だろうな、と想像できるスタートになっているのです。そこにたどり着くまでは大変ですが、期待を抱かせる作品ですね。

酒井　それは「神局《しんきょく》」と称されるゆえんですね。音楽の世界でも、例えばバッハの「ゴルトベルク変奏曲」は、最初のアリアから三〇もの変奏を経たのち、同じアリアに回帰して終わります。その構想自体が芸術的なのです。

羽生　詰将棋の場合、長い手順のものでは、ほとんど繰り返しの手順なのです。その繰り返しのテーマをどのように表現するかが腕の見せ所です。一番長いもので、一五〇〇手くらいかかる作品[※7]もありますが、とても大変そうに見えますが、実はテーマが分かると簡単です。

例えば、一つの「と金」を消すのに一〇〇手かかって、それを五回くり返して五〇〇手ぐらいにするとか、そういうテーマが埋め込まれている。ですから「あっ、これはこういうふうにして、一枚ずつ消していって、最後に詰むんだな」というのがすぐに分かります。テーマから、その小説や作品の作意や表現法が分かります。

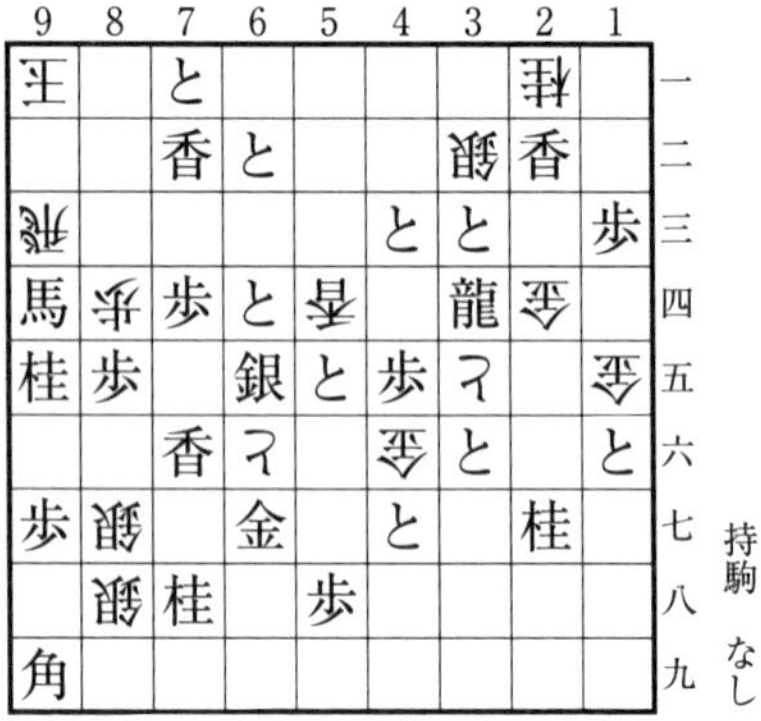

図１　「煙詰め」の棋譜

酒井　芸術作品では、こういう表現をしようという着想が始めにあり、それを支える素材を集めて、さらに複雑に組み合わせながら、その構想を膨らませていくという作り方が一般的だと思います。小説や作曲をイメージしていただけると分かりやすいでしょう。こうした創作過程は、言語が持つ特徴、つまり単語や句から文を作り、そしてさらに文章へと広げていく過程とよく似ていて、普遍性があると考えています。偶然の産物ではなく、作意をもって作られた詰将棋は、まぎれもなく芸術作品だと言えますね。

コンピューターは将棋をどう変えるか

酒井　コンピューター将棋はずいぶん強くなったわけですが、コンピューターに詰将棋を作らせようとしても、なかなか手数が増えないと言われます。

羽生　ただ、最初に玉一枚しかない盤面[※8]でコンピューターに詰将棋を作らせれば、近い将来、片っ端から検討し尽くされるかもしれません。そういう身も蓋もない作品ばかりがで

※7　一五〇〇手くらいかかる作品　橋本孝治作「ミクロコスモス」は一〇〇〇手を超える現在唯一の詰将棋作品。発表時（一九八六年）は一五一九手詰めだったが、後に作者が改良して一五二五手詰めとなった。

※8　最初に玉一枚しかない盤面　「裸玉《はだかぎょく》（裸王《はだかおう》）」と呼ばれ、『図巧』第九八番（三一手詰め）に始まる。玉が中央に近いほど創作と検討の難度が上がり、「玉座裸玉（5一玉）」の完全作は岡村孝雄作「驚愕《きょうがく》の曠野《こうや》」（五九手詰め）が最初（二〇〇四年）。

き上がってしまうこともありえますね。

酒井　問題は、それをわれわれ人間が面白いと思うかどうかですね。

羽生　それはまた別の話でしょう。芸術性の高いものが偶然見つかることはあるかもしれないですけれど……。

酒井　極めて少ない。

羽生　まあ、少ないでしょうね。

酒井　これは、コンピューターに作曲ができるかという問題と似ています。ある程度の規則を与えて、コンピューターが乱数（不規則に現れる数）に音を当てはめて作ったものを、果たして人間が音楽として許容できるのか、という問題です。

言語には「チューリング・テスト」があって、コンピューターの作る文章が人間の生みだす文章と区別できるかどうかを試します。現時点でのコンピューターの「作文」の能力はまだまだ低いものです。先ほど話題になった指し手の個性から考えると、コンピューターが指した手には、人間のような個性が感じられないということになるでしょう。

羽生　ただ、最近は人間らしくなってきているのです（笑）。まだ明らかにコンピューターと人間の指し手は違いますけれど、何か近い感じになってきていて。選ばれた手が人間的な感じのするプログラムも増えてきていますから、今後の進歩が興味深いところです。

酒井　将棋対局ソフトの開発者も、意図的にそういう人間臭さを反映させようとしているのでしょうね。

羽生　それにはプログラマーの姿勢やセンスが大きいでしょう。

酒井　コンピューターの場合、記憶に関しては人間の能力をはるかに超えていて、過去の膨大な棋譜をすべて入れることで、どのような局面でも類似のパターンを発見して勝率の高い手を選んでいくといった力技もありえます。

羽生　私が知っている限りでは、囲碁の対局ソフトがそういうやり方に近いプログラムをしていると聞いています。囲碁のほうが将棋より盤面が大きく、指し手の探索数が多いので、その必要性が高いのでしょう。

酒井　学生の日々の勉強でも、学者の研究でも、知識を蓄えることとそれを活用して問題を解くことが常に求められています。ある程度データベースが頭に入っていないと役に立ちませんが、それだけでは創造的な発想はできません。将棋や囲碁が、定跡（定石）の記憶だけになってしまっては、面白くないでしょう。

羽生　いまは情報があふれていて、情報は押さえておかなくてはいけないけれども、逆にその情報が邪魔をして創造的なことができないということが起こります。それはジレンマ（板ばさみ）ですね。そして、情報を得るために、多くの時間を割かなくてはならないという問題にも直面しています。

酒井　インターネットを通じて棋譜の情報が手軽に入手できる時代になりましたから、それが気になってしまう人は吸収だけに追われてしまう。そういう意味では、チェスの現状が将棋の未来を象徴しているのかもしれません。

かつて、ロシアのチームは、あらゆる定跡を体系化して、しかもほとんど記憶して対戦に臨んでいました。そういうやり方に対して、ボビー・フィッシャー[※9]はずいぶん抵抗しましたね。例えば、最初の駒の配置をランダムにする[※10]といった具体的な提案をしています。将棋の世界でも同じようなことが起きるとすると、今のルールや駒組み自体が今後変わる可能性などもあるのでしょうか。

羽生　将棋の方も、定跡は凄い勢いでできています。今は情報が広がるスピードは本当に速く、調べ始めたら結論が出るまで行われますから、定跡の進歩には目覚ましいものがあります。ですから、よほど変わったことをやらない限り、今まであったものの根本を覆すとか、全く前例がないものを見つけ出すのは難しくなっています。非常によく指されている形には、中盤を飛び越えて終盤のところまで研究されているものもたくさんあります。そうは言っても、序盤のところにもまだ可能性が残っているのかな、とは思っていますが。

最近の傾向として、定跡は進歩していますが、公式戦ではもうあまり指されません。つまり、定跡は結論が出たら、そこで終わりですから。結論だけ出て終わってしまうのなら、何のためにそれをやるのかよく分からないですね（笑）。後日、定跡書が出てきたときに、「この定跡の結果はこうなりました」と載っているだけで、ロマンチックな部分がだんだんなくなりつつあります。

酒井　結果が見えている定跡は選択しないのですね。

羽生　片方がその定跡を知らなくて、その展開に入ってしまうということはありますが、そうでない限りはお互いにどちらかが回避するので、定跡の形は表れないわけです。実際、同じ形ばかりやっていてはつまらない。それこそ何のために将棋を指しているか分からないですから、いろいろと違うことを試してみようという気運があるのも確かなのです。

酒井　それなら、思い切って最初の駒の配置から変えてしまうことも、今後ありうるでしょうか。例えば先手だけ飛車と角を入れ替えて指すとか。

羽生　飛車と角を入れ替えたら、たぶん相当違う将棋になりますね。ただ、それも根本的には変わらないと私は思います。変わらないというのはどういうことかというと、例えば何か新しい形が出ると、最初は誰も見たこともない形だと評判になりますが、一年くらい一生懸命研究すると、もう定跡がだいたい確立されてしまいます。ですから、飛車と角の

※9　ボビー・フィッシャー（Robert James Fischer, 一九四三―二〇〇八年）　アメリカのチェス・プレーヤー。一九七二年に世界チェス・チャンピオンになる。

※10　最初の駒の配置をランダムにする「フィッシャー・ランダム・チェス（チェス九六〇）」と呼ばれ、チェスの初期配置をランダムにした九六〇通りの配置から一つを選んでゲームを行う。

位置を反対にして始めても、あっという間に定跡ができて、これもやっぱり矢倉がいいとか、飛車を振るのがいいとか、そんなふうになってしまうでしょう（笑）。

酒井　チャンギでは、二つずつある「象《サン》」と「馬《マ》」の初期配置を入れ替えて始められるので、気分を変えて楽しめます。ただ、中盤以降は似たようなゲームになっていくのでしょうが。

羽生　バリエーション（変型）がもう行き着くところまで行ってしまって、あとはある程度似たものの流行を繰り返すという、ファッションのような状況までには、将棋は行かないように思います。今後さらに膨大なデータが増えていくと、そうした状況に陥るかもしれないとは思っていますが、将棋には有限であっても莫大な可能性があるので、それをいろいろ試みてやってみる余地は残されているでしょう。

酒井　音楽で言えば、音階（全音と半音の両方）や調性（長調と短調の一方）をはっきりさせた曲作りが当然だったのが、近代からそういう「定跡」を壊す方法が試されてきました。将棋の今後の展開は未知数ですね。

芸術から浮かび上がる人間の本性

酒井　チェス・プレーヤーにも音楽の愛好家がいるようです。ワシリー・スミスロフ[※11]やマ

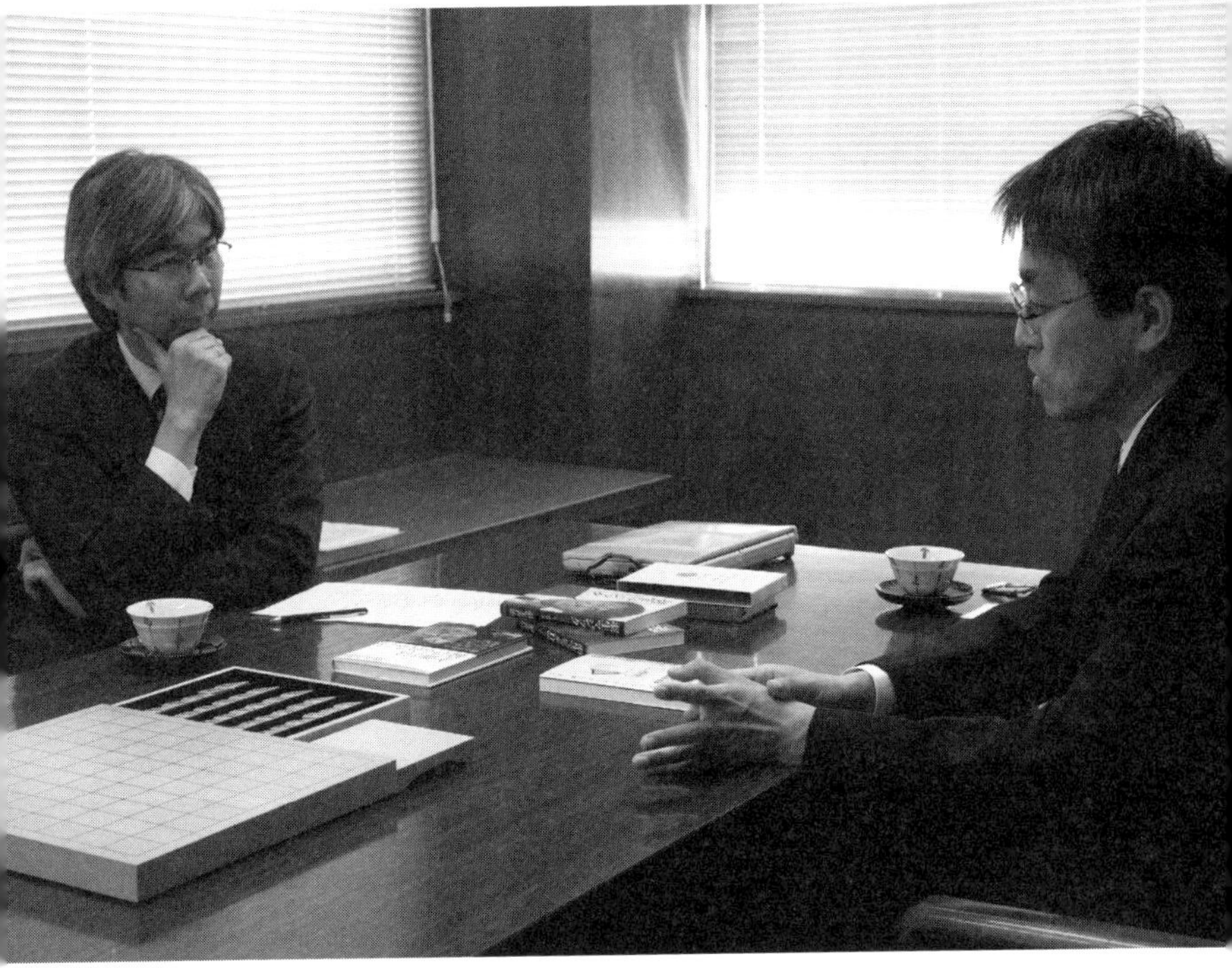

ルク・タイマノフ[※12]は大の音楽好きだそうですね。

羽生 マルク・タイマノフはピアニストですね。

酒井 チェスと音楽で何か共通するものを意識しているのでしょうか。

羽生 チェスの世界では、芸術的な観点からゲームの流れを見ていくというアプローチをする人が多いような気がします。「チェスは科学か、芸術か?」という論争もありましたが、何のためにチェスをするのかという、根本的なところが問われるのだと思います。

将棋も、芸術性を求めて指している人もいれば、逆にとても現実的に勝負にこだわってやっている人もいます。そういう考え方の違う人が盤上で出会うからこそ、面白い対局になるというところもあります。互いに思考が全くかみ合っていないけれども、なぜか熱戦になるというケースがあって(笑)。二人で対局するゲームに共通する面白さかなと思います。

酒井 音楽でいえばデュオ(二重奏)やトリオ(三重奏)のように、個性の異なる奏者同士であればあるほどスリリングで面白くなるのと似ていますね。

ハイゼンベルク[※13]という物理学者は、ピアノの名手でもあって、しかもチェスが非常に強かったという逸話が残っています。おそらく彼の頭の中では、創造性の追究の仕方や美意識が、物理学・音楽・チェスで共に連関していたのかもしれません。

羽生 それらが相互に刺激にもなっていたのでしょう。

酒井　「チェスは科学か、芸術か?」という論争では、科学と芸術が別物だと最初から決めつけているようです。とはいえ、科学が目指すものは「真理」の探求であると同時に、自然に隠された「美」の探求でもあると私は考えています。そういう意味では、科学も芸術の一部だと言えるでしょう。そうした芸術同士の共通性を探っていくことで、人間の本《ほん》性《せい》が浮かび上がってくるはずです。

将棋もまた、棋士に芸術の神が「降りてくる」ように、何か閃《ひらめ》くときがあると想像します。発見に価値を見出す感性がとても大事なのだと思うのです。

羽生　美というものは、一定のものではなく、変わっていくものなのだと私は思っています。真理もまた、追い求めていくうちに、実はその基準自体も変わり続けている。そこに面白さがあるのかなという気がします。

酒井　将棋の場合、最終的なゴールは勝ち負けになってしまうかもしれませんが、勝負か

※11　ワシリー・スミスロフ（Vasily Vasilyevich Smyslov, 一九二一―二〇一〇年）ロシアのチェス・プレーヤー。一九五七年に世界チェス・チャンピオンになる。

※12　マルク・タイマノフ（Mark Evgenievich Taimanov, 一九二六年―）ロシアのチェス・プレーヤー。一九五二年にグランド・マスターになる。

※13　ハイゼンベルク（Werner Karl Heisenberg, 一九〇一―七六年）ドイツの理論物理学者。不確定性原理を提唱して量子力学を確立した。

ら見た好手《こうしゅ》・悪手《あくしゅ》とは別の基準で、本当によい指し手、美しい指し手というのはきっとあるでしょうね。

羽生　同じ手でも、以前は悪い形だと思われていたものが、後に実はよい形だったと評価が変わることもあります。そうやって価値基準が変わっていくことに、何か不思議なものを感じることがありますね。

酒井　絵画でも美に対する意識が時代とともに変わりますね。同時代の人には新しすぎて受け入れられず、時代が進んでからその価値が再発見される例もあります。ゴッホの絵も生前はほとんど売れなかった。

羽生　物理学でも完全で明瞭なものを求めるのとは、だんだん違う方向に向かっているでしょう。

酒井　素粒子の研究では、完全で明瞭に観測できるような粒子の探索から、クォークのように原理的に大きさもなく、外にも取り出せないような素粒子の探究へと変化しています。その追究の先には、宇宙の起源という問題があり、魅力は尽きません。

将棋でも、「棋理」を突き詰めて明らかにしようとしていけば、その先に人間の本性という問題にたどり着くだろうと予想します。そうした発見の連続が多くの人を魅了するのでしょう。

羽生　将棋を指していてなぜ面白いかというと、どうなるか分からないという状況が毎回続くからなのです。どんな局面に遭遇するか分からないし、自分の期待や予想をはるかに上回る場面が出てくる。これは非常に探究心が刺激されますね。自分の想定の範囲のことしか起こらないのであれば、対局がつまらなくなるのですが、想定を超えるものがあるというところに面白さがあるという気がします。

酒井　人生でも、どうなるか分からないことがたくさん起こる。そこが面白いと思えるようになれば、楽しく生きられるのでしょう。

羽生　本質的にはそういうものだと思います。

その一方で、今の将棋は過去のデータを統計や確率をもとに分析して、様々な局面を一つのセオリーやパターンとして何とかまとめてしまおうという方向に、もの凄い勢いで進んでいます。そこには、本質的に相容れないものに合わさなければならない息苦しさを感じます。

そうは言っても、何とか予想できるものにしたいとか、決まった枠の中にはめて安心したいという基本的な欲求はあるわけで、ただ実際にそれをやると苦しいという矛盾をはらんだ状態です。

酒井　そういうせめぎ合いの中で、プロ棋士はどうなるか分からない局面の追究を続けていき、さらに新しい可能性を広げていくのですね。

羽生　ですから、盤上で何をやってもいいという感じになったのは、とても大きいことです。以前は、こういう手を指すと師匠から怒られるとか、下手をすると破門されるとか、厳しかったですから。今は可能性があれば自由に指せます。

ただ、そうなると今度は、いろいろ新手《しんて》を試みても、それを真似してくれる人がいないともうダメ、という感じがあって、けっこう厳しいのです（笑）。追随してくれる人がいないと、もうそれは事実上却下されたも同然というような雰囲気になってしまう。

酒井　それは科学の研究でも同じです。研究の基礎がどれだけしっかりしているかということよりも、どれだけフォロワー（同じテーマに追随する人）がいるかという判断基準で評価されがちです。最近は論文の引用件数のデータがありますから、「たくさんの人に引用されればよい研究だ」という極めて現実的な尺度ができてしまいました。

どんな研究も、最初に本当に独創的なことをやるのは一人か二人ですが、すぐに評価されるとは限りません。その発見なり研究成果なりが斬新であればあるほど、周囲は遠巻きに見ている。そして大きなうねりになったときにはじめて科学の歴史の中で評価されます。宇宙の起源や人間の意識に関する研究は、当初タブー視されていました。

科学の仕事を評価するのも、やはり人間。そこは芸術と同じで、科学者だけが自己満足でやっていてもダメで、ある程度周りの人たちが支持してくれないと、よい研究も実らないというジレンマがあります。

羽生　科学の場合、現実の技術や実用に結びつくということもありますね。しかし、芸術の場合、技術や実用に結びつくケースは間接的にあっても、それでさえ非常に少ないでしょう。

それでも、将棋で何か新しい手が出てきたときに、「これにはどれぐらい深い鉱脈があるかな」と考えます。「これは十年先も指していそうだ」とか、「いや、これは一時の流行で、二、三年したらなくなるだろう」とか、おおよその見当をつけるものです。ところが、最近はそういう深い鉱脈が感じられるようなものが、なかなか見つかりにくくなってきています。

酒井　最近は、人間的スケールの大きさや思想の深遠さが感じられる科学者が少なくなったように、私も感じています。科学研究も一時の流行に流されるようになってきたのかもしれません。アインシュタイン[※14]のような人は当分現れないかもしれません。

常識を打ち破るような新手

酒井　将棋で、実際に新しい手を試してみた例を何か教えていただけませんか。

※14　アインシュタイン（Albert Einstein, 一八七九―一九五五年）　ドイツ生まれの理論物理学者。相対性理論を提唱して現代物理学を確立した。

羽生　かなり前のことですが、後手の二手目に、「６二銀」という手（飛車の自由を奪う疑問手）を六、七局ぐらい指してみました。不利な手だと分かってはいたのですが、それでもずっと何局かやってみました。それで分かったことは、やっぱり不利なのです（笑）。ただ実際にやってよかったと思ったのは、どれぐらい不利かが分かったということです。「これぐらい損だったのか」というのは、実戦でやってはじめて分かったのです。これで不利だと十分に分かったので、それ以降はやめましたが。

それから、「有利なことだけやり続けるのは不利だ」という考えもあります。有利というのは現在の視点からですから、それが未来から見ても有利かどうかは分かりません。ですから、役に立たない、意味がない、価値がないなどと思われたことでも、後から振り返って見たらとても大事なことだった、ということもあります。そういうものも取り入れてやってみるのがいいと思っています。

酒井　実際に後から見て大事だと思われたという例は何かありますか。

羽生　「中座飛車《ちゅうざびしゃ》」※15という指し手があるのですが、最初に出てきたとき（一九九七年）は長い流行にはならないと思っていました。一年ぐらいで対策ができて終わるだろうと。ところが毎回その手を指されて負かされるので、自分でもやろうと思ったのです。実際に指してみるようになってから、その面白さに気がついて、そのあと十年ぐらいはよく指す形になりました。最初の目測が誤っていたのです。

酒井　常識を打ち破るような新手を思いつくのも、それを試してみるのも、頭を柔く、つまり先入観にとらわれずに脳を働かせないとできないわけですね。升田幸三《ますだこうぞう》[※16]が目指した「新手一生《しんていっしょう》」のように、芸術と学問には飽くなき探究心が共通しています。今後の「羽生の新手」や「羽生システム」を期待しています。

認知症の人の将棋

羽生　人間の脳には多くの可能性があって、脳科学もこれから進歩する余地が膨大にある分野ですね。

酒井　これからの可能性に比べれば、現在の脳科学はまだまだ未熟な分野だというべきでしょう。脳科学の源流に位置する科学者は、言語中枢を見つけたブローカ[※17]と、神経細胞を見つけたカハール[※18]の二人です。彼らを超える人はまだ現れていません。

※15　中座飛車　後手が飛車を「８五飛」という「高飛車《たかびしゃ》」の位置まで引く指し手で、中座真《ちゅうざまこと》（一九七〇年—）の考案による。飛車の位置と考案者の名前を掛けて「中座」と呼ばれる。

※16　升田幸三（一九一八—九一）　将棋棋士。独創的な新手の数々で知られ、今なおその棋風が慕われている。

※17　ブローカ（Pierre Paul Broca, 一八二四—八〇年）　フランスの解剖学者・人類学者。脳機能の局在論を初めて打ち立てた

ブローカとカハールの二人に共通するのは、見えないものを見通す力です。そこに、新しい潮流を創っていく洞察の深さを感じます。闇に光が指すといいますか、未開の分野の開拓とは、彼らの仕事のようなことをいうのだと思います。その分野の方向を見極め、その先に発展していくであろう流れを、最初から見定めていた感じです。

羽生　私は脳がとても不思議で面白いと思っているのです。例えば、地球上どこの場所でも地図ができていますね。宇宙についても、まだ全部とまではいかないけれど、かなりのところまで分かってきているでしょう。それなのに、なぜ自分の頭の中はまだこんなに分からないのだろう、と（笑）。

脳については根本的な疑問があるのです。周りのことがこんなにはっきり見えて、その仕組みが分かりつつあるのに、どうして自分自身のことがよく分からないのでしょう。これは何かとても面白いことですね。

酒井　脳科学は視覚の研究が一番進んでいるのですが、それ以外の心の機能はまだよく分かっていません。脳への入力である視覚や、脳からの出力である運動は比較的調べやすいのですが、入出力からもっとも遠い言語や感情・意識の問題はとても難しくて、なかなか手がつきにくいのです。

それに、自分の心でさえ分からないのだから、他人の心はもっと分かりません。自分が考えもしなかった手を相手が指すということからも、人間の心は予測不能な面を持っているわけで、そこに根本的な面白さがあるのでしょう。脳には、科学でも解明されていない不思議な世界が広がっているのです。

例えば、認知症になってから、絵を描くのが上手くなったという患者の報告があります。生活には支障を来したのですが、その一方で実に素晴らしい絵を描くようになったのです。もともと発症まで絵画に関する能力が抑えられていたのが、脳の障害によってその抑制がなくなったために、自在に能力が発揮できるようになったと考えられています。

羽生　私は以前、認知症の人と将棋を指したことがあります。印象的だったのは、その方は自分の手番が分からなくなってしまう一方で、確かに将棋のことは考えているのです。見ている私にも、「あっ、この人は確実に今、局面のことを考えている」ということが分かりました。

そこで付き添いの方が「手番ですから指しましょうか」と言って、「角とか動かすのはどうですか?」などと勧めると、「いや、角は動かさん」と答えるのです。その人はちゃんと局面のことが認識できていて、しかも次の手を考えているわけで、それは私にとって得がたい経験でした。

※18　カハール（Santiago Ramón y Cajal, 一八五二―一九三四年）　スペインの神経解剖学者。脳の構成要素であるニューロンの構造と機能を初めて解明した。

酒井　多くの人は、「高次脳機能障害（記憶などの認知機能の障害）」と聞くと、脳機能のすべてに影響が及ぶと思いがちですが、そんなことはありません。脳の一部分が傷ついただけでも重い障害が起こることはありますが、残りの部分ができるだけ正常に働こうとする恒常性もあるのです。

また、子どもの脳の持つ恒常性の能力は、大人と比べてとても高いことが分かっています。「門前の小僧習わぬ経を読む」という諺《ことわざ》のように、意味を理解せずに丸ごと覚えることもできるわけで、将棋の指し手もそうやって自然に習得できるのかもしれませんね。

羽生　私も最近、理解するとはどういうことなのかなと考えるのですが、それはジグソーパズルを作り上げていくのに似ているように思いました。まずはとりあえずピースを置いていって、「まず一部分を作ろう」「このピースはここじゃない」「全体はこうかな」とかいろいろやってみる。そして、だんだんピースが組み上がっていって一定のところまでいくと、全体像が見えてくるという感じです。全部が見える段階になったときに初めて、「理解した」とか「把握した」とかということになるのではないかと思ったのです。

酒井　突然感じる「閃き」も、断片的な考えが上手く結びついて全体像がパッとつかめるためなのでしょう。これは、意識下で進んでいた思考が、意識に上って自覚される瞬間でもあります。

「知る」より「分かる」

酒井　「分かる」という感覚は、「知る」ことと別物だと私は考えています。例えば、地動説が正しいことはみんな知っていても、「なぜ天動説ではなくて地動説が正しいのか」を説明できる人はとても少ないのです。自分の言葉で説明できないならば、本当に分かっているのか疑わしいでしょう。

実は教師の方にも問題があって、科学を知識として教えれば教えるほど、生徒が自分で「分かる」という大切な機会を奪うことになってしまいます。

羽生　それには現実的な時間の問題もあるでしょう。早く次のカリキュラムに進まなければならない現実では、学ぶことの本当の面白さを伝える時間が足らなくなります。

酒井　教育のデザインを何とかしなければなりません。一般教育には規格化されたメニューが必要ですが、一芸に秀でた人を育てようと思ったら、定食だけでなく一品料理も出さなくてはいけません。将棋では、むしろ一品料理が中心ですね。

羽生　それは、そうせざるを得ないという感じですね。将棋の師匠は直接知識を教えてはくれないものですから。そこで、分からないなりに、自分で何でもいろいろ試してみないといけません。

酒井　将棋の基本は自分で覚えるしかないのですね。

羽生　ですから、将棋が上達するには、「急がば回れ」だと思って取り組むしかありません。これはとても素晴らしい言葉だと思います。

最近私は、よく高速道路の話をしています。いろいろな情報や知識を手軽に入手できるようになったことは、将棋の上達にとって高速道路ができたようなものだと思うのです。高速道路に乗れば、あるところまで最短時間で一直線にたどり着ける。ただ、みんなが高速に乗っていると、大渋滞が起こることもあります。大渋滞を抜けるための方法論が、まだ分かってないという感じなのです。

昔は高速道路などなかったので、一般道を地道に時間をかけて行くしかなかった（笑）。時々寄り道しながら、一応周りの景色も見て把握しながら、時間はかかるけれどもそうやって進んできました。そこで、渋滞になったら高速を降りて一般道を地道に行くのか、それとも大渋滞を解消する方法を考えるのか。そういうことが今問題になっています。

酒井　皆が同じ知識だけで将棋を指したら、誰も勝率が上がらないことになってしまいますからね。

将棋を覚えるには、やはり榧《かや》の盤と黄楊《つげ》の駒を使って一手ずつ丁寧に指すような、じっくりと考える時間が必要だと思います。コンピューターの画面に棋譜を表示して、矢印キーだけで一〇手二〇手と進んでしまうのでは、吸収の仕方に明らかな違いが現れることでしょう。便利な機械は、使い方次第では、人間の思考や判断を鈍らせる恐れがあります。

羽生　逆に、機械を上手く使うと、人間の死角や盲点を補ってくれる可能性はあるでしょう。東京の地下鉄でも、「この駅からその駅まで行くときは南北線に乗らなきゃいけないな」と思っていたら、ルート検索ソフトで「このルートがあったか」ということがありますから。ただ、やはりそこで自分なりに考えたり判断したりしないと、そこで進歩を妨げられるかもしれないですね。

酒井　日常生活は、かなり込み入っていて、しかも後戻りできないことが多い。人間関係も一度こじれたら、なかなか上手く修復ができないわけで、判断を誤るとたいへんです。将棋でも「待った」が許されませんから、一手ずつ丁寧に考えて指すしかない。そうやって時間をかけることで、失敗が減り、賢くなっていくわけです。

羽生　進歩を止める他の要因として、習慣や惰性の力はとても大きいものだと思います。一つの習慣に一度入って安心してしまうと、なかなかそこから抜けるのは難しい（笑）。

一昔前は、周りのことがあまりよく分からないものだから、普通に生きていきながら、自力で問題を解決していかざるを得なかった。周りの知識が豊富になった今では贅沢な悩みではあるのですが、かなり計画的に、意志を持ってやっていかないと、気づかないうちに習慣と惰性の生活に埋没してしまう恐れがある。かえって新しい発見をするのが難しくなっていますね。そこに何か違うものを見つけていこうという気持ちが、前よりいっそう必要でしょう。

酒井　意志の力が弱いと、周りにある大量の情報に流されてしまいますからね。常に自分で判断する力を失ってはいけません。もちろん、今も昔も変わらない原則はあるのですから、その基本を外さずに新しいことを見つけていく必要があります。

羽生　ですから、将棋を指しながらも、基本からどこまで外れることが許されるのか、その辺の加減をいつも悩んでいる感じです。ある程度、基本に沿いながら、ただ大きく逸脱しない程度まで大胆な手を使えるかどうか、思い切ったことがやれるかどうか。そこが非常に難しいところです。

「羽生マジック」指南

酒井　そうした大胆な手の実例として、この本（羽生善治『羽生マジックⅡ』日本将棋連盟、一九九八年）の中から、お気に入りの局面を一つ選んでいただけませんか。

羽生　こういう局面［図2、解答は一一五頁］などが好きです。

酒井　先手の「次の一手」を問う問題ですね。

羽生　先手はもう桂馬が飛んで攻めていますが、後手の守りは堅そうです。その一方で、先手も8筋から攻められています。そこで、あえて後手の飛車を成らせて、逆に反撃するという展開になります。攻められている8筋のところから逆に攻めるという、逆転の発想です。「肉を切らせて骨を断つ」みたいな、捨て身の指し方と言いましょうか。最近の将棋はけっこうそういう指し手が多いのです。あまり形に捉われないで、相手がやってきたところから逆に反撃するという考えです。

酒井　後手は、飛車で桂馬を取ったあと、成った竜王を自陣に引くのですね。

羽生　そうです。昔の将棋と最近の将棋の一番違うところは、形というものから離れた、かなり現実的な指し方が多くなったところです。

（問題図は☖3一玉まで）

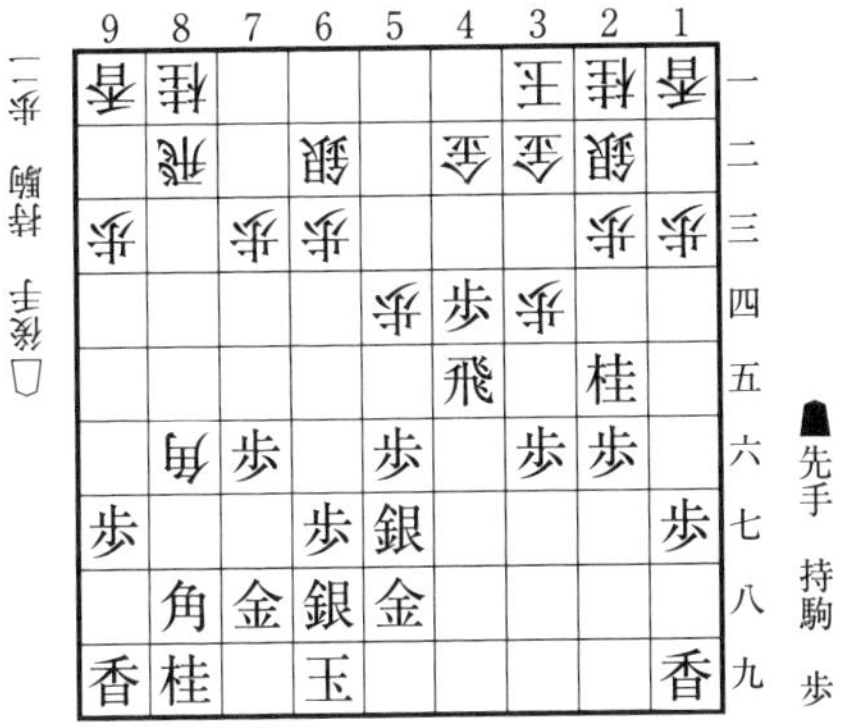

図2　問題

酒井　先手が悪くなったように見えますが。

羽生　その五手ぐらいの間で、角と引き替えに先手は自陣の銀と桂を失って駒損《こまぞん》しています。その上、後手に竜も作られているので、部分的にはかなり損をしています。ただこのあと、先手の飛車が八筋に回っていけるので、一〇手後にはその損が取り返せて十分有利になるという見通しがあり、それでこの指し手を選んでいるわけです。

酒井　最初の均衡状態を一〇手先で打破するような一手ですね。

羽生　普通の形で言えば、先手が例えば角の前に歩を打って（8七歩）、しっかり守るという感じなのです。しかし、そうすると先手の攻めも止まってしまい、あとは後手に押さえ込まれて、もう終わりという結果になってしまいます。

将棋や言語の創造性を育む

酒井　言語について何か疑問に思われていることはないですか。

羽生　言葉には、国や地域の影響がありますね。「鶏が先か卵が先か」ではないですが、それはどちらが先行していたのでしょうか。つまり文化的あるいは歴史的な背景が先にあって言葉ができていったのか、それとも言葉が先にあって文化ができたのでしょうか。

酒井　大本をたどれば言葉が先でしょう。脳が先にありきで、人間が言葉を話せるようになって、それから文化が生まれていったと考えます。その上で，例えば日本語に魚や天候に関する単語が多いように、文化や地理の影響で言葉が豊富になっていったのでしょう。

ただ、ある国が他の国を支配したとき、支配する側の言語を強要することが多く、支配される側の言語が滅んでしまうという歴史があります。そこでは、新しい言葉が地域に影響を与えることになるのですが、支配された人たちは自分たちの文化を守ろうとするので、彼らの文化が逆に言葉に反映されていくこともあります。例えば、北海道の地名の多くは、アイヌ語に由来していますね。

さらに面白いことに、子どもたちの世代になると親の世代とは異なった環境で育ちますから、言語が新しい文化の影響を受けてどんどん変化していきます。そうやって、言語は世代でも変わっていきます。

羽生　最近、携帯メールなどで絵文字がよく使われますね。あの絵文字を見ていると、なんだか文字の原点に返りつつあるような気がしてきて（笑）。漢字なども、もとは象形文字でしたね。

酒井　昔は電話で話したり、手紙を書いたりするときに、声のトーンや筆跡を使って自分の思いが伝えられたので、絵文字や顔文字を使う人は少なかったでしょう。今は携帯メールという極めて限定的な文字と短い文章で会話する状況が増えてきました。しかし、自分の心情をより端的に、具体的に表したいという気持ちは変わらない。そうすると、情報が豊富で具体的な内容を表せる絵文字が増えてきたのでしょう。

言語によるコミュニケーションが電子化で希薄になりつつある一方で、コミュニケーションに対する渇望が文字を複雑化させ、新たな伝え方が広がり始めているのだと思います。そのうち絵文字が規格化されれば、絵文字にルビがふられたりするかもしれません

問題の解答　☗6六角☖6八角成☗同金右☖8九飛成☗7九金☖8二竜☗8三歩☖7二竜（☖同竜なら☗6一角が厳しい）☗8五飛で先手優勢。☗6六角に☖6四角なら、☗8四歩☖1九角成☗8五飛が狙い。

（笑）。

羽生　すると、雑誌とか本の見出しにも、絵文字が使われるようにもなるかもしれませんね。

酒井　文字も生きているのです。大本の人間の言語が常に変化し続けているわけですから。

ちなみに、アジアにはアラビア文字やタイ文字のように、複雑な文字が豊富にありますが、それに比べると、欧米では基本的にアルファベットが支配的です。これとよく似た現象が、チェス系のゲームでも起こりました。アジアには、シャンチー[※19]やチャンギ、将棋にマークルック[※20]と豊富にありますが、欧米はチェス一つだけです。文字とゲームは、どちらも文化の一部として、アジアでは革新的に変容されながら各国に伝わった一方で、欧米では保守的に維持されながら伝わったのでしょう。

羽生　それは、文字そのものが意味を持つかどうかと関係あるのでしょうか。

酒井　アジアは表音文字も多様ですし、文化の多様性と関係あると思います。

羽生　チェス系のゲームでは、それぞれルールだけでなく駒や盤なども違いますね。そこにはアジアの多様な特徴が現れています。

酒井　将棋の駒で両面に異なる文字があるものは、裏返して成り駒を表しますが、シャンチーの駒はすべて片面にしか文字がありません。一方、チャンギでは両面に全く同じ文字が書いてあり、その方が駒を並べるときに便利です。こういう実用的な面にも、文化の多様性が現れています。マークルックの駒の場合、「馬」以外は、タイの仏塔を模した立体形をしていますが、そこにも文化的な影響をはっきりと見ることができます。

羽生　文字をより多くの人が使え、理解できるようにするには、簡略化していくほうがいいのでしょうか。ハングル文字などがそうですね。より分かりやすく、より簡略化されていく傾向は、言語の全体的な流れとしてあるのですか。

酒井　文字は人工的な発明ですから、ハングル文字のように単純なものにすることもできれば、漢字のように複雑なものにもできます。それは要するに、文字のデザインの問題であって、人間が自由に決めることができます。

ところが言語そのものは、先ほどお話ししたように、放っておいてもどんどん変化していきます。人間が勝手にルールを決めて簡略化したつもりでいても、すぐに別の複雑な姿に変わってしまうでしょう。実際に、「クレオール化」といって、ピジン語（不完全な混成語）を話す親から生まれた子どもたちが、クレオール語（ピジン語から変化した完全な言語）を母語として使うという現象が知られています。それは、人間の脳が自然法則にし

※19　シャンチー　中国象棋。二人の対局者が各一六個の駒（漢字を書いた円盤形）を持ち、九×一〇路の盤で対戦する。盤の中央に河が横たわっているのが特徴で、帥《スウェイ》と将《ジャン》（王と玉）は宮城の外に出られない。

※20　マークルック　タイ将棋。二人の対局者が各一六個の駒（立体形）を持ち、八×八の盤で対戦する。

たがって言語を生み出しているからです。それが「自然言語」と呼ばれるもので、人工的に変えられるものではありません。

ただし、一卵性双生児の場合だけは例外で、言葉が簡略化することが知られています。彼らは遺伝的に同じ脳を持つため、心の深いところで通じ合うことが可能です。さらに、生育環境も同じであることが多いので、記憶も共有されています。そうすると、短い言葉だけで意思疎通ができ、言葉を介さない対話ができるので、二人の間だけで通じるような言語が独自に発達するようです。

羽生 双子は「阿吽《あうん》の呼吸」で分かるのですね。とはいえ、逆にこういうこともありませんか。同じ言語を話しているけれども、育った環境や暮らしている状況が違う場合、言語としては通じるけれども話が全く通じない、と。

酒井 「話せば分かる」というのは、同じ経験や価値観を共有する場合にのみ成立することです。言葉で伝えられることは、考えていることのごく一部なので、会話は双方が「この人は何を言おうとしているんだろう」とか「次に何を言い出すのだろう」という「読み」がはたらいてこそ成り立つものです。聞き手の想像力で補われる部分が、話し手の意図にある程度まで一致していなければ、そもそも話は伝わらないことでしょう。

将棋は、少なくとも「将棋を指す」という目的だけは二人で共有しているのですが、会話では、その目的からして乖離《かいり》していることもあるので、どんなに話しても理解し合えないということが起こりえます。

羽生　一つの言語を話す人々の共通のプラットホームとなるような、つまり何千語とかが共有されていればコミュニケーションが成り立つという基準はあるのですか。

酒井　旅行会話のように、場面を限れば語彙《ごい》数の目安があるとは思いますが、言語全体となると基準は定まらないと思います。大切なのは単語の数ではなくて、その組み合わせでしょう。限られた数の言葉でも、組み合わせを変えれば、森羅万象を表現できます。これこそ人間の言語が持つ創造性です。

将棋もまた、双方合わせて四〇枚の駒と八一マスの盤だけを使って、無限とも言える指し手の組み合わせに挑むのです。将棋が深遠なのは、言語の持つ創造性に通じるからなのではないでしょうか。

羽生　無数にある言葉の組み合わせの中から、正しい言語の表現を身につけるためには、やはり環境の役割も大きいのでしょうか。

酒井　ある言語を母語として身につけるには、毎日絶え間なく会話をする環境が必要で、しかもその言語で四六時中考えることも大切です。将棋が言語と同じように自然に獲得できるものならば、将棋を四六時中指せるような環境が必要だといえるでしょう。

今は多くの親が「バランスよく育てたい」と言いますが、そうすると結局何もかもが中途半端で終わってしまうかもしれないのです。それに、大人になって他に仕事を持てば、将棋を毎日指したりしにくくなります。大人になったら、十代の間に集中的に取り組んで培《つちか》った能力をもとに社会に出て行かなければなりません。

羽生　将棋の場合、周りを見ていて何となく思うのですけれど、親が子に教えるというよりも、兄弟同士とか姉妹同士とか、そういう感じでやるほうが、割合自然に続くという感じはあるみたいですね。親が教えようとしても、素直に聞いて続けるというのは少ないようです。兄弟同士だと、反発し合いながらも一生懸命やれるようです。

音楽の世界だと、生まれ育った環境の中から音楽に馴染んでいって、自然に音楽家になるということはあるでしょう。でも将棋の世界では、子どものときから家に将棋盤があって、親が将棋を指しているのを日常的に見ていても、それで自然に棋士になるというわけにはいかないですね。うちの子なんか、全然将棋を指さないですからね。「どうぶつしょうぎ[※21]」がかろうじて指せるかどうかぐらいのレベルなので。親が直接教えるのは難しいなあと思っています。

酒井　私が研究室を持って悩むようになったのは、科学者を育てる方法です。科学者も将棋や囲碁の棋士と同じで、どうしても教えられないセンスというものがあります。それに、大学や大学院へ入ったときには、もう遅すぎるくらいです。「これは不思議でしょう?」と聞いてみて、「よく分かりません」と言われたら、もう先がないのです。

では子どものときにどうしたらいいのか、とよく聞かれます。以前は「好奇心」が大事と言っていたのですが、最近は「空想力」と答えています。現実には無理でもいいから、こんなことができたら面白いな、という空想をすることがとても大事なのです。

アインシュタインは、高校生のときに北イタリアを旅しながら、「光の速さに近づいたら、光は止まって見えるのだろうか」と空想したそうです。その経験がなかったら、相対性理論は生まれなかったでしょう。将棋でいえば、頭の中の盤面で駒を動かしながら、いろんな指し手を試してみるのも空想ですね。

羽生 今の子どもは、あまり空想していないのでしょう。その時間があったら、たぶんゲームをやるでしょうね（笑）。時間を持て余して、やることがないから空想するとか、そういうことになってしまいます。

酒井 羽生さんの少年時代のように、電車で通う時間が長いのであれば、空想もできるでしょう。一日一時間でも違うと思います。

だいぶ前のことですが、電車で私の隣に座っていた若い女性が、囲碁の棋譜用紙を手に持って、二色ボールペンで黒と赤の数字を交互に書き込んでいました。囲碁は基本的に石が動かないので、一つの図だけでも対局ができますね。芸術を身につけるコツは、実はみんな同じことだと思うのです。ピアノに向かうのか、駒を動かすのか、絵筆を握るのか、

※21 どうぶつしょうぎ　二人の対局者が各四個の駒（動物の絵を描いた正方形）を持ち、最小の三×四の盤で対戦する。二〇〇八年に女流棋士の北尾まどかと藤田麻衣子が創作した。取った駒は持ち駒にできる。

という違いだけで、すべてに共通するのは、それを飽きもせず、ひたすらやり続けることでしょう。そうやって続けていった先に、それまでになかった全く新しいものが生まれてくる可能性があるのです。そのためには、空想ができるような十分な時間が必要です。

羽生　ちょっと時間を置いて熟成させることは、とても大事だと思います。どうでもいいことを思ったり考えたりするのも、実は役に立つのですね。

対談を終えて

芸術性が分かる人間の感覚

羽生さんは、一般にも広く知られる将棋界の第一人者。「現代将棋はモダンアート」と語り、新たな将棋を開拓し続けている。指し手は実に自在で深遠。「羽生マジック」と呼ばれるような妙手《みょうしゅ》が持ち味である。

羽生さんのチェスの師匠であるジャック・ピノーさんから、羽生さんを紹介されたのは二〇〇五年のことだった。羽生さんほど異分野の人と垣根なく交流する棋士はいないし、好奇心に満ち溢れて、さまざまな物事の本質を巧みな例えで捉えられる人も少ないであろう。

対談で特に興味深いのは、音楽という時間的な芸術との共通性である。短いフレーズから作曲家が誰か分かるように、将棋の連続した指し手から、誰が指したか分かるという。そうした羽生さんの言葉から溢れてくる将棋への熱い思いは、将棋の経験者はもちろん、将棋の未経験者にも直接伝わるはずだ。

「チェスは論理の科学を表現する芸術だ」と述べたのは、ボトヴィニク[※22]であった。芸術的と賞賛される指し手とは、例えばポール・モーフィー[※23]が得意とした、華麗なサクリファイス(捨て駒)の連続技である。これには、読みの深さだけでなく大胆さも必要なのだ。少年時代の羽生さんが江戸時代の詰将棋に芸術性の香りを本能的に嗅ぎ取ったとき、将棋と芸術が一本の太い線でつながったのだろう。詰将棋は、謎解きの芸術なのである。

ところで、将棋の初心者が自分を相手に将棋を指すのでは、意外性がなくてつまらないだろう。それがだんだん強くなると、一人で盤面に向かいながら局面の深い分析ができるようになる。それでも、一人二役で対局が楽しめるかというと、そこにはもう一つ壁があるように思う。

ボビー・フィッシャーは、少年時代に自分自身を相手に何度も対局をやったという。フィッシャーの伝記[※24]から引用しよう。「自分が本当に対戦相手であるふりをして、一手指すたびに盤面を新しい目で研究することである。……フィッシャーがこのやり方から盤面の感覚、駒の動きや役割、対局の展開の仕方を学んだことは確かだ」。

思えば、科学的思考も自問自答の連続である。論文執筆でも、「自分が本当に読者であるふりをして、一文を書くたびに論文を新しい目で研究すること」が必要である。将棋の思考法は、さまざまな問題の解決にも役立つはずである。

脳の意識の流れは基本的に直列的であるが、知覚や記憶、そして思考の過程は、その大半が意識下で並列的に行われている。プロ棋士がじっと将棋盤を睨《にら》んだだけでも、その脳では高性能の並列計算機も及ばないほどの思考が駆け巡っているに違いない。そして有効な手が見つかった瞬間、フッと意識に上って来る。それがプロの「第一感」なのだろう。

最近、将棋コンピューターがプロ棋士との対戦を制した。過去の優れた棋譜に基づく価値判断をうまく利用できれば、容易には説明しがたい型や原理・原則、そして個性的な構想・着想も擬似的に機械化できるかもしれない。しかし、指し手の芸術性が分かる人間特有の感覚は、それでもなお謎のまま残されるだろう。

（酒井邦嘉）

読書案内

羽生善治著『羽生善治の将棋を始めたい人のために——入門から中級までの指し方が一冊でわかる!』(成美堂出版、二〇一二年)

▼メソッドが確立していない将棋に一石を投じる「羽生メソッド」。駒の動かし方を知らない初心者から初段レベルまで重宝する内容なので、再び将棋を指してみたい大人にも最適。

ジャック・ピノー著『チェスの花火——ピノーさんのチェス教室』(インデックス出版、二〇〇五年)

▼日本におけるチェスの伝道師、ピノーさんによるチェスの手ほどき。チェスのロマンや魅力が満載。

※22　ボトヴィニク（Mikhail Moiseyevich Botvinnik, 一九一一—九五年）ロシアのチェス・プレーヤー。一九四八－六三年の間に三度、世界チェス・チャンピオンになる。

※23　ポール・モーフィー（Paul Charles Morphy, 一八三七—八四年）アメリカのチェス・プレーヤー。非公式ながら、最初の世界チェス・チャンピオンだと言われている。

※24　フィッシャーの伝記『完全なるチェス——天才ボビー・フィッシャーの生涯』（F・ブレイディー著、羽生善治解説、佐藤耕士訳、文藝春秋、二〇一三年）

Ⅲ

なぜマジックは不思議なのか

クロースアップ・マジシャン
前田知洋

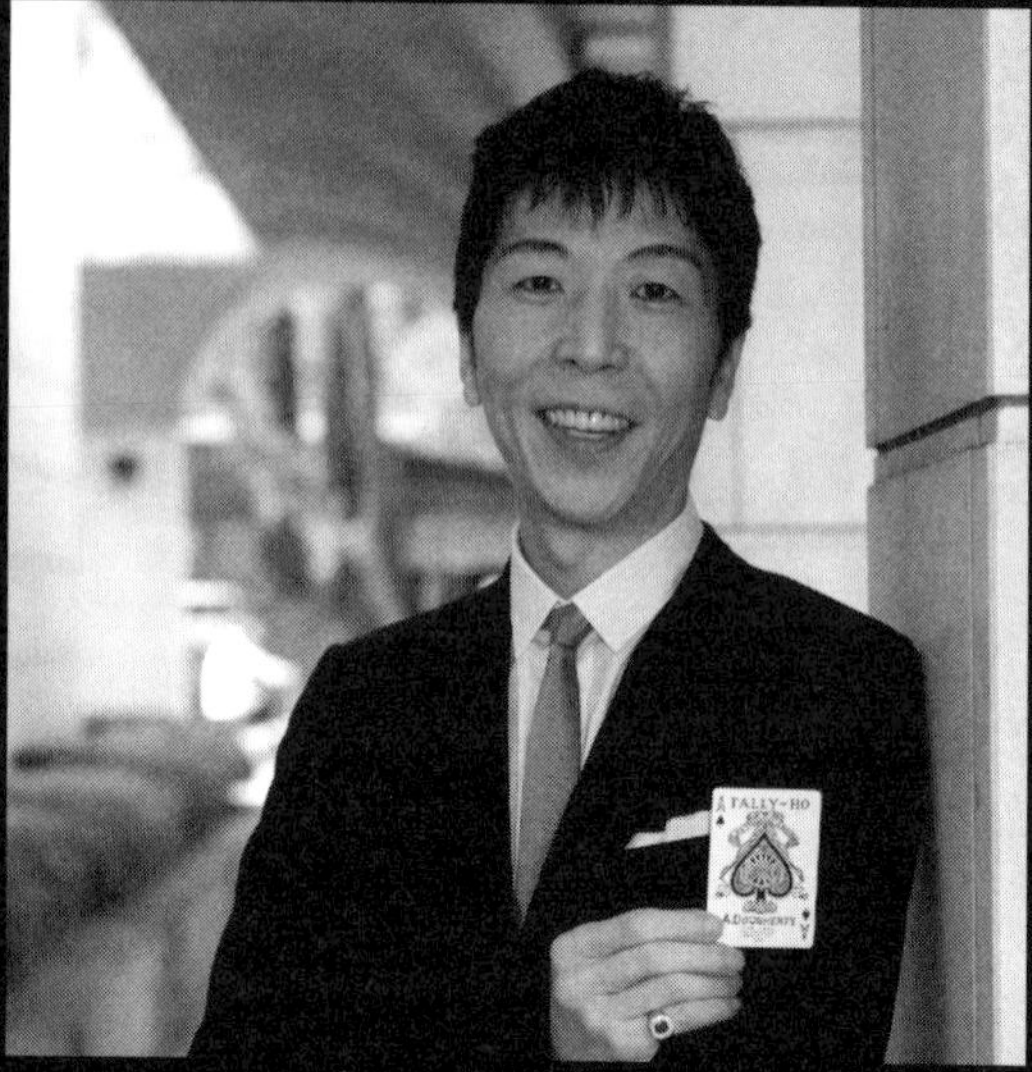

Tomohiro Maeda

クロースアップ・マジシャン。1965年東京生まれ。観客の近くで見せるクロースアップ・マジックの第一人者。優れたマジシャンに贈られる厚川昌男賞、国内のマジック愛好家の投票で得られるマジシャン・オブ・ザ・イヤー（第1回）、ベスト・クロースアップ・マジシャン賞などを受賞。プライムタイムの特別番組をはじめ、100以上のテレビ番組やテレビCMに出演。歴代の総理大臣をはじめ、各国大使、財界人にマジックを披露。海外での出演も多く、英国チャールズ皇太子もメンバーである The Magic Circle London のゴールドスターメンバー。アメリカの有名マジック専門雑誌『GENII』2003年7月号で特集記事を組まれ表紙を飾る。著書に『知的な距離感』（かんき出版）、『人を動かす秘密のことば』（日本実業出版）、『新入社員に送る一冊』共著（日本経団連出版）等がある。

緊張を観客に悟らせない

酒井　多方面でご活躍中の前田さんですが、先日は皇后陛下の前でマジックをされたそうですね。

前田　そのお話をいただいたときにはとても緊張したのですが、実際にマジックをお見せしたときは不思議と普段通りに振る舞えました。

その翌週にフロリダで、世界中からベスト・マジシャン三五人が集められて八〇〇人の観衆の前でマジックを披露するコンベンション（大会）がありました。これは、マジック専門誌である"Genii"の創刊七五周年を記念したイベントです。日本代表の私としては、日本の凄いところを見せなければいけないという大きなプレッシャーがあったのですが、皇后陛下の前でやらせていただいたときに比べたら大したことはないと思えて、それほど緊張しませんでした。

酒井　新しい前田さんになられたのですね。

前田　そんなことはないですけれど、緊張のセンサーが鈍くなったのでしょう（笑）。

酒井　その感覚は私も分かるような気がします。ノーベル賞の受賞者が一番前に座っている場で、英語で講演したことがありますが、そうした緊張感を体験した後では、どんな講演であっても落ち着いてできるようになりました。

前田　私も尊敬するマジシャンや、歴史的に大きな貢献をした人の前では緊張しますね。逆にライバルに囲まれていると、「自分の凄いところを見せてやるぞ」というエネルギーにもなります。酒井さんは科学者なので、論理的に分析をされますから、今日の対談はとても緊張しています。

酒井　そのフロリダで行われたマジック・コンベンションの様子は、マジック関係の翻訳や通訳をされている角矢幸繁《かどやゆきしげ》さんがご自身のブログ（"Better Late Than Never"）でリポートされていました。前田さんの演技のご様子や紳士的なマナーがとても印象的でした。

前田　マジックの準備はとても孤独なのです。角矢さんに無理を言って、フロリダで同じ部屋に泊まっていただき、準備のすべてを見てもらいました。私がショーを作り上げる際にその舞台裏でどういうことをするかというメイキングの部分を披露したのは初めてでしたが、角矢さんは表舞台と舞台裏の両方をとてもよく書いてくださり、感謝しています。

酒井　大舞台の前には極度の緊張や興奮があって、他人との接触を避けたりしがちだと思いますが、むしろ普段通りにリラックスして過ごすことで、演技を最高の状態へと導ける。自分の緊張を観客に悟らせないということは、不思議を演出するための極意ですね。

よいマジックの条件とは？

前田　酒井さんは人間の言語に関して研究されています。今回、対談のお話をいただいてから、私もマジックと言語の関係を考えてみました。

まず第一に、よいマジックは一言で表せる。観た人が簡単なフレーズで、明確に言語化して伝えられること。それがよいマジックの条件だと思っています。逆に、「これがこうなって、ああなったら、こうなってね……」という複雑な説明が必要なマジックはあまりよくありません。

「指を鳴らすと、私のサインしたカードが一番上に上がってくるんだ」とか、「破ったカードが、私の手の中で元に戻ったんだよ」と簡単に言えるマジックは、よいマジックです。イリュージョン（舞台装置などを使った大がかりな奇術）でも、「女の人がライオンに変わったんだ」とか、「自由の女神が消えたんだよ」と一言で伝えられるのがいい。

酒井　前田さんの十八番《おはこ》に、「観客の選んだカードがレモンの中から出てくる」というマジックがあります。観客がその驚きを言語化しやすいので、よいマジックの典型ですね。

前田　マジックを創作するときに、「これがこうなって、ああなって……」という複雑怪奇なものになってしまうことがあります。でも明確な言語化ができない限りは、たとえ自分がとても気に入ったものであっても、あまりよいマジックではない。そんなときは、没《ぼつ》にすることが多いですね。

酒井 大切なのは、どこが不思議なのかを直接的に言語化できるということでしょう。マジックでは、よく"Effect is everything."(効果がすべて)と言われます。効果的な現象は、何が起こったのかがはっきりしますから、ストレートに言語化しやすくなります。

前田 第二に、私にとってマジックとは「対話(ダイアローグ)」です。マジックの台詞《せりふ》を考えるとき、お客さんとキャッチボールをするように構成していきます。お客さんの反応を受け取って自分の台詞を言うことを何度も繰り返すので、私はこのようなスタイルを「呼吸型」と呼んでいます。

一方、西洋に多いマジックは、だいたいが独白《どくはく》(モノローグ)です。例えば、「女の人がいます。箱に入れます。おまじないをかけたらライオンになりました。どうです、凄いでしょう」といった感じです。このスタイルは押しが強いので、「プッシュ型」と呼んでいます。

酒井 舞台上でやるマジックは、術者から大勢の観客へ一方向だけで進行するので、どうしても「プッシュ型」になりがちでしょう。一方、前田さんの「クロースアップ・マジック」では、術者と観客との距離が近く、人数も少ないので対話がしやすいですね。

前田 クロースアップ・マジックでも、西洋のマジシャンがやると、「好きなカードを選んでください。見て覚えてください。はい、あなたの選んだカードはこれです」とアピールすることを好みます。やはりプッシュ型が非常に多いのです。

海外のコンベンションに私がゲストとして招かれても、西洋人と同じプッシュ型では、あまり意味がないと思うのです。

酒井 前田さんは、いつも「大事なお客様のときは、新しいトランプを使うようにしています」と言って始めますね。

前田 そして、「マジシャンが使うカードを触ったことはありますか?」と問いかけます。お客さんは、マジックの道具に触ってみたいという願望があったり、興味を持ったりする。それに応えて「どうぞ、触ってください」と、お客さんに歩み寄ってトランプを手渡します。

酒井 そのやりとりが、後に起こる不思議の効果を一層高めるのでしょう。

前田 実際にマジックをやりながら説明してみましょう。

まず一枚のカードをお客さんに選ばせ、覚えてもらいます。その選んだカードを他のカードとよく混ぜ、「選んだ人の指紋で当てます」と説明します。マジシャンはトランプの中から、選んだカードとは違うカードを抜き出し、「選んだカードは、これです」と言う。すると、お客さんは「それ、違うよ」と困った顔をします。

その反応を受けて、マジシャンは「間違えました。失敗です」と、その違うカードを裏返して四つに破ってしまい、「ごめんなさい。やり直します」と謝ります。そうするとお客さんは、声には出さなくとも「やり直すわけ？」と思うはずです。

そこで選んだカードが何だったかを訊いて、そのカードを抜き出し、破ったカードの上で魔法をかけるように振ります。カードと断片を表に返すと、互いに入れ替わっていて、選んだカードの方が実際に破れている。観客はとても不思議に思い、四つの断片を触ってみたくなるので、「（断片を）合わせてみますか？」と質問して、触って確かめてもらいます。

マジックはまだ続きます。「タネが分かりにくいのは、破れたカードとお客様との距離が遠すぎるためでしょう」と言って、その破ったカードを観客の手の平に載せてお呪《まじな》いを掛ける。すると、手の中で四つ折りになったまま一つにつながっています。

最後に、「この仕事をする前には、クリーニング屋で働いていました」という台詞を言いながら、その折り目のあるカードを手の平でプレスするジェスチャー（身振り）をします。そうすると、カードの折り目が消え、元通りに復活するというわけです。もちろん、トランプも一揃えに戻っています。

このトリックの原案は、ディヴィッド・ウィリアムソン[※1]の〝Torn and Restored Transposition〟という作品で、西洋では珍しい「呼吸型」のマジックの一つです。お客さんの心の中に生まれるフレーズを常に想像して、マジシャンと観客の心の対話から台詞や動作などを構成しました。それも、何となく対話が成立するというのではなくて、明確に言語化された対話を常に想像しながら演技しています。

酒井　カードが三回変化するときの、それぞれのタイミングも大切なのでしょう。

前田　破れたカードがつながって、お客さんが「あ、つながった」と声に出さずとも、そのフレーズを心の中で言ってもらうまで待ちます。マジシャンは不思議な現象を起こして観客に伝わると、安心して次のマジックに移ってしまいがちです。うっかり忘れがちな、観客の心の言葉という間《ま》を、私はとても大切にしています。つまり、実際の言葉として発せられてはいない心の中の言葉までを合わせると、すべてが対話として成立している。私にとって、マジックは全体が明確に「言語化」された対話なのです。

酒井　マジックは理屈で納得するものではなく、感性に直接訴えかけてくるものだと多くのマジシャンは考えて、言語化しようと思わないのだと思います。前田さんは、マジックを明確に言語化することで、さらに一段掘り下げることに成功されたのではないでしょうか。そして、観客が言語化して理解するだけの余裕を、対話の中に自然に与えています。前田さんのマジックは、鑑賞者の心理を十二分に把握して緻密に創作された芸術だという

※1　ディヴィッド・ウィリアムソン（David Williamson, 一九六一年――）　アメリカのマジシャン。生まれながらのショーマンで、コミカルなマジックで人気を博した。

ことが分かります。

前田　どういうマジックが理想的なのかと考えるとき、私は他の芸術を見るようにしています。例えば、ダ・ヴィンチはなぜモナ・リザを描いたのだろうかと想像してみるのです。そうすると私には、「とても素敵な女性がいたんだよ」というダ・ヴィンチのメッセージが伝わってきます。そして、「それはどんな女性だったの？」とダ・ヴィンチに尋ねると、「ほら、この絵を見てごらん、こういう女性だったんだよ」という答えが返ってくるのです。

そうしてモナ・リザを見ながら、「うーん、典型的な美人ではないかもしれないけれど、何か不思議な魅力がある人だね」といった具合に言語化されます。漫然と見ただけでは、そのときの感覚や感動は美術館から帰るとすぐに消えてなくなってしまうので、自分でしっかり認識できた部分を言葉で固定化します。他の芸術でも、私はそのようにして作者のメッセージを推測して記憶するようにしています。

酒井　音楽もそうですね。「あの演奏は、この部分が特によかった」と具体的に言葉にすることで、忘れなくなります。

前田　コンサートも一人で行くのではなく友だちと聴きに行って、終わった後にお茶を飲んだりしながら感想を述べ合うと、二倍三倍と楽しくなりますよね。

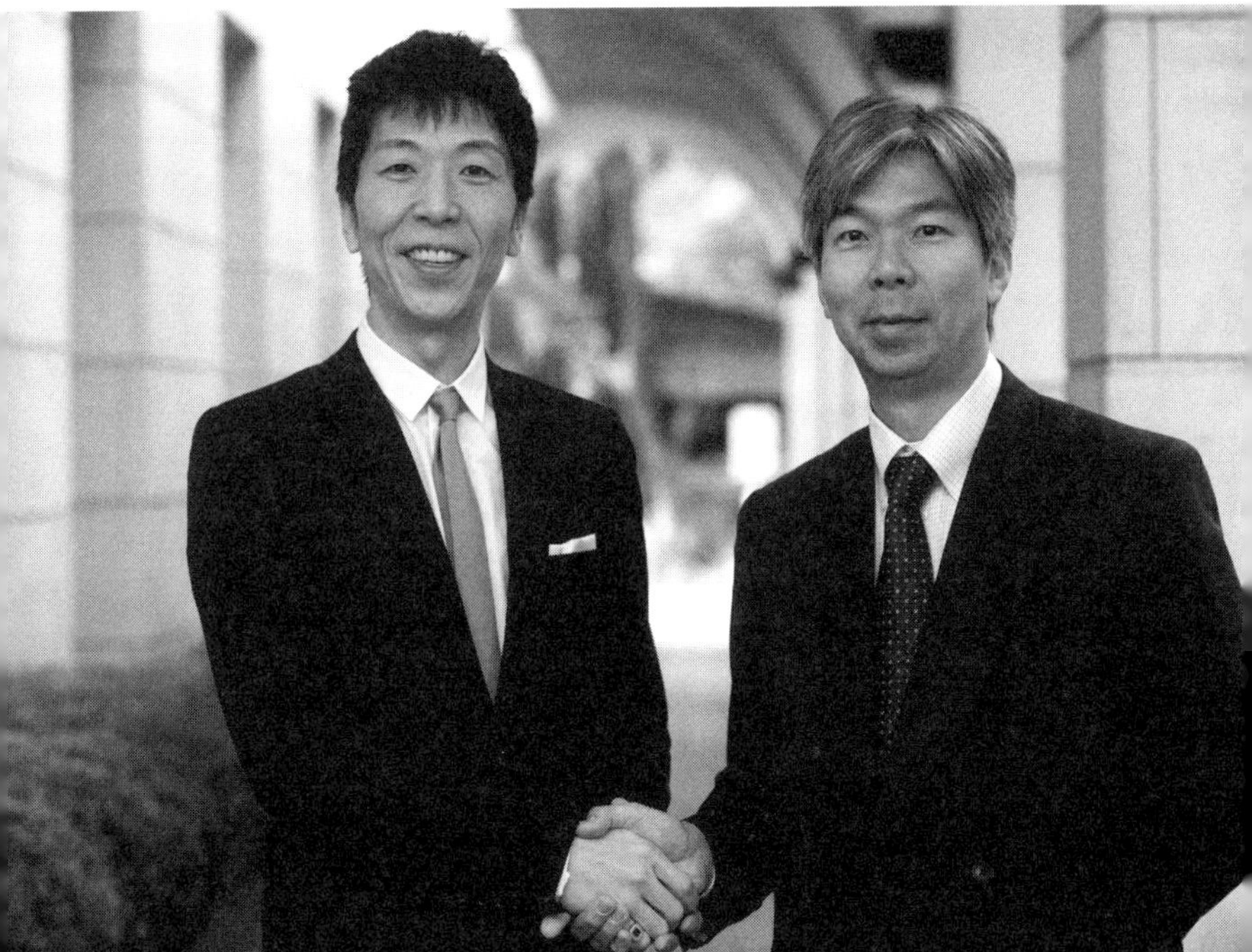

マジシャンと観客の対話

酒井　最初に「マジックは対話である」とおっしゃっていましたが、私も、自分の講義や講演で、学生や聴衆との対話を一番大事に思っています。日本では、「質問はありませんか」と投げかけても、なかなか出ないものです。アメリカで講義を受けて気づいた習慣の違いは、質問者が指されるまで手を挙げながら待っているということです。話が一区切りついてから質問に受け答えするので、話を中断せずに済みます。日本の場合、誰かが手を挙げたらすぐに指さなければいけないと双方が思いがちなので、話の途中の質問を遠慮することにもなってしまいます。

講義で対話を増やすために、私からごく簡単な質問を学生にして、その答えによって説明の仕方や話題を変えます。時にはちょっと難しい質問をして、少しずつヒントを追加しながら様子を見ることもあります。よい答えが出ると、他の学生にも刺激になって学習意欲が増すものですし、講義が終わった後に「今日の話はとてもよく分かりました」と目を輝かせて言ってくれる学生が現れます。知的好奇心を引き出して行くためには、聴く側が何を求めているのかを、話す側が対話によって知らなければいけないと思います。

前田　マジックでも観る側が積極的に対話に参加して、不思議なことを観たという体験が、その人のものになってくれると嬉しいです。つまり、「鳩が出た」と言われるより、「私の手の中でカードが元に戻った」とか、「私が選んだカードがレモンから出てきた」というように、感想に一人称を含んで欲しいですね。

酒井　マジックに対する一般の日本人の反応は、欧米とどこか違うのではないでしょうか。欧米の人たちにとってマジックは、演劇などの舞台芸術（performing arts）の一つですから、演技を観て楽しむことが前提です。ところが日本人の観客には、マジックを楽しむ以前に「騙されまい」と身構えてしまったり、「タネを見破ってやろう」と思ったりする人が少なからずいるように私は感じています。テレビのマジック番組を観ていると、司会者までもがそうした横柄な態度を取るので、残念でなりません。

そういう人には、「マジシャンは観客に勝負を挑む存在だ」という固定観念が植え付けられているかのようです。そして、マジックに「タネ」や「仕掛け」があることを公言すると、「偽物《にせもの》だ、いかさまだ」といった否定的なイメージが先立ってしまいます。全く同じ仕掛けを使いながらもタネの存在を隠して演じられる「魔術」や「超能力・念力」の類いを、「これは本物だ」と賞賛しがちなのです。タネの存在を公言するよりも偽る方が、よほど胡散臭い偽物であるはずなのですが。

一九世紀にロベール・ウーダン※2が「マジシャンは、魔術師の役を演じる俳優である」と述べましたが、その背景には、何があったのでしょうか。

前田　そのロベール・ウーダンの言葉には、キリスト教の影響があると思います。一九世紀はじめのヨーロッパは、中世の「魔女狩り」や「黒魔術」の影響を引きずっていて、不思議な魔術や超能力などの演出で、霊や悪魔を呼び出したりするショーが盛んに行われていました。それらは反キリスト教的なものと見なされていました。

そこにロベール・ウーダンが、礼装の夜会服とシルクハット姿で現れて、明るい照明に照らされた舞台でマジックを披露するようになったのです。「ウーダンさん、どうしてそんなことができるのですか」と聞かれたとき、「実はこれは指先のテクニックでやっている技なのです。あくまで仕掛けがあるものであって、霊的なものでも超能力でもありません」と言いたかったのでしょう。そのような教会の異端視への牽制という意味で、「マジシャンは魔法使いを演じる俳優なのです」と答えたのだと、私は解釈しています。

酒井　よく分かりました。それはマジックの近代化であり、最初の革命なのですね。

前田　若い頃の私は西洋的なマジックを追求していましたから、西洋的な観客の反応を基準にしていました。ところが最近気づいたのですが、西洋は盛り上げ過ぎる観客がいる傾向にあり、それでは悪いマジシャンを量産してしまう恐れもあります。つまり、演技の質が平均的であっても観客が沸くので、そのマジシャンは「自分はこの道で食べていけるかもしれない」と勘違いしがちなのです。

一方、日本のお客さんはとても慎重なので、「これぐらいでは驚かない。もっと凄い芸を見たい」とか、「戦前に見たアダチ龍光《りゅうこう》[※3]のパン時計[※4]に比べれば、大したことはない」などと言い、厳しい評価を下します。それが結果的には、マジシャンの技や意欲を向上させると思うのです。

酒井　自分の国の演者にはかえって評価が厳しいのかもしれません。

前田　観客の関心が「タネあかし」だけに向いてしまうのは、マジシャンの側に言語が足りないからだと思っています。私はありがたいことに、洋の東西を問わず、マジックを見せたお客さんから「タネはこうだろう」と言われたことがほとんどありません。おそらく、これは日本人の気質というより、演じる側の問題であって、頭の中でメッセージをきっちり決めていないマジシャンの責任だと思っています。

例えば、マジックを始めるときに、「今日は大切なお客さまのために、新しいカードを

※2　ロベール・ウーダン（Jean Eugène Robert-Houdin, 一八〇五―七一年）　フランスのマジシャン。「近代奇術の父」と呼ばれる。

※3　アダチ龍光（一八九六―一九八二年）　奇術師。寄席《よせ》で培《つちか》った話術が特徴で、昭和天皇にも何度か奇術を天覧した。

※4　パン時計　かつて寄席などで演じられた奇術の一つ。観客から腕時計を借りて木箱にしまう。一斤《きん》の食パンを示し、それをナイフで二等分して、その一方を観客に選ばせる。木箱に入れたはずの時計が消失し、選んだ方のパンの中から現れる。

持ってきました」と、はっきり言いますし、心からそう思っています。そうするとお客さんは、「あ、嬉しいな、ありがとう」とか、「この人、おべんちゃら言っている」とか心の中で思って、キャッチボールが始まります。

それがもし、「トランプがあります。一枚引いてください。はい、当たりました」というふうに平凡に演じたら、見る側はどう感じるでしょうか。「このマジックの巧妙な仕掛けは、あなたには決して分からないでしょう」とマジシャンが自分に挑戦しているのでは、と思うかもしれません。そうするとお客さんは、「いや、自分にもタネが分かるかもしれない。それはきっとこうなっているんじゃないですか」と、タネを見破ることばかりに気が行ってしまう。せっかくの貴重な対話がこんな状態ではいけません。

マジックのモチーフは「人間の弱さ」

酒井　江戸時代の日本人は、和妻《わづま》※5などを見世物として楽しんでいましたね。

前田　江戸時代の奇術には、面白いものがたくさんありました。

例えば「顔が長くなる術」というのがあります。その解説には、「火鉢の中に狼の糞《ふん》をくべる。その後ろに立つ」とあるそうです。強い炎の陽炎《かげろう》の効果で顔が長く見えるのでしょうか。また、「柳の葉が泥鰌《どじょう》になる術」は、「茶釜の中に水を入れて柳の葉を入れる。蓋《ふた》をしてしばらく待つと、それが泥鰌に変わる」といった内容です。

酒井　それから「胡蝶《こちょう》の舞」のように、半紙で作った蝶がひらひらと宙を舞うという印象的な和妻がありました。

前田　「胡蝶の舞」や「柳の葉が泥鰌になる術」は、今で言う「人工生命（artificial life）」の先駆けかもしれません。そこに、人間が生命を作り出すことへの強い願望を感じます。「鳩出し」※6が昔から人気なのも、それが何もないところから生命を生み出すことのメタファー（隠喩）であるためでしょう。しかし最近は、動物愛護や衛生上の問題、そして空港での動物検疫の問題などで、鳩を使うマジックは世界的にすっかり減ってしまいました。

酒井　一般に復活の現象は、人気が高いマジックですね。

前田　先ほどの破ったトランプが復活するというマジックも、とても皆さんが喜んでくださるのですが、「壊れた友情や愛情の修復」という潜在的な問題がメタファーになってい

※5　和妻　日本古来の伝統的な奇術を指し、江戸時代に開花した。

※6　鳩出し　白いシルクから、本物の白い鳩が出現するマジック。戦後、チャニング・ポロック（アメリカのマジシャン）の演技がブームを呼んだ。鳩を頭上に投げ上げると、白いシルクに変化して落ちてくるというエンディングが印象的。

ます。私たちは複雑な人間社会に生きていて、人に誤解されたりしがちです。壊れた人間関係を修復したいという願いを持つ人は、どこでも多いのでしょう。

私は学生の頃、ロープを切ってつなげるマジックが嫌いでした。ひねくれた学生でしたから、「元に戻すのなら、最初から切らなければいいのに」と言っていました（笑）。ところが、よく歴史を調べてみると、面白いことが分かって来ました。呪術的な原始文化の時代には、シャーマン（呪術者）が怪我や病気を心霊術で治すわけです。そうすると村人の中に、「インチキじゃないの？」と疑う者が現れる。そこでシャーマンは、ワラを一本持ってきて二つに切り、またそれをつなげて見せたというのです。たぶんロープ・マジックの原理を使ったのでしょう。それを見た村人たちは、シャーマンの神秘的な力を一層はっきりと信じるようになったわけです。「治癒」のことを英語では……。

酒井　heal と言いますね。「自然や祈祷の力で傷を癒やす」という意味も含む言葉です。

前田　そう考えると、ロープがつながるという現象にも大切な意味があることが分かりました。

酒井　そうした復活のマジックは、最も古いマジックかもしれないですね。

前田　それは、人間が太古の昔から潜在的に求めているものなのでしょう。

酒井　その潜在的な願望をかなえるストーリーを、前田さんはマジックで表現するのですね。間違ったカードを破ってしまったのは悲しいけれど、そのカードが正しいカードになってつながるばかりか、折り目まで元に戻ることで、一つの完結した復活のストーリーができる。

「胡蝶の舞」の場合はその逆で、最初に紙に命が吹き込まれて蝶となり、それがやがて「つがい」の蝶となりますね。そして最後には……。

前田　水に落ちて死んだことになってしまいます。それを掬《すく》って扇子《せんす》で扇ぐと、紙吹雪に変わります。その結末は、無に還るというメタファーなのか、たくさんの子どもたちになるという意味なのか。それとも死んで灰になるというメタファーなのか、本当のところは分かりません。「灰燼《かいじん》に帰す」と言いますし、教会の埋葬で言われる"ashes to ashes, dust to dust"(「灰は灰に、塵《ちり》は塵に」)に通じる可能性もあります。ただ日本ですから、おそらく輪廻《りんね》(生命の転生)とか子孫繁栄の意味を込めたのでしょう。

先ほどのマジックでカードの折り目が元に戻る前にも、お客さんの心の中から「つながったのはいいけど、この折り目はどうにかならないの」という声が聞こえる気がします。その心の声で元の折り目を無くし、トランプが元の五二枚に戻るのも輪廻でしょう。

酒井　前田さんのそうした繊細な感性には、どのような背景があるのでしょうか。

前田　私は子どもの頃から、人間の弱さということにこだわりがありました。「強い人になりなさい」「たくさんの知識を身につけなさい」「勉強もスポーツもできなくては」などと大人から言われて育ったわけですが、私はそれがつらかった。子どもの頃は自分のことしか分からないので、もしかしたら弱いのは自分だけなのではないか、周りのみんなは強くてきちんとできていて、自分だけができないのかもしれない、と感じていました。

ところが大人になるにつれて、実は弱さはみんなが持っていて、弱音を吐けずに悩んでいることが分かってきました。弱いからこそ、神頼みとか、何か不思議なことに憧れたり、不思議な能力に触れてみたいという願望が生まれます。ですから、私のマジックのモチーフ（題材）の中心にあるのは人間の弱さなのです。不思議なことをやろうと思っても上手くいかないかもしれないし、失敗してしまうかもしれません。そうした人間の側面をマジックの題材や表現に含めてみようと考えました。

体の動きの三つの心得

酒井　マジックの実際の演技では、どんなことが大切なのでしょうか。

前田　まず体の動きには、三つの心得があると思っています。第一に、体の構えを悟られないようにすること。第二に、体の使い方を新たに構築し直すこと。日常的な動作をいったんリセットする必要があります。第三に、体を合理的に使うこと。理にかなった最小限の動きをすることです。

酒井　マジックには、精神的な面だけでなく、身体的な面も大事なのですね。前田さんは

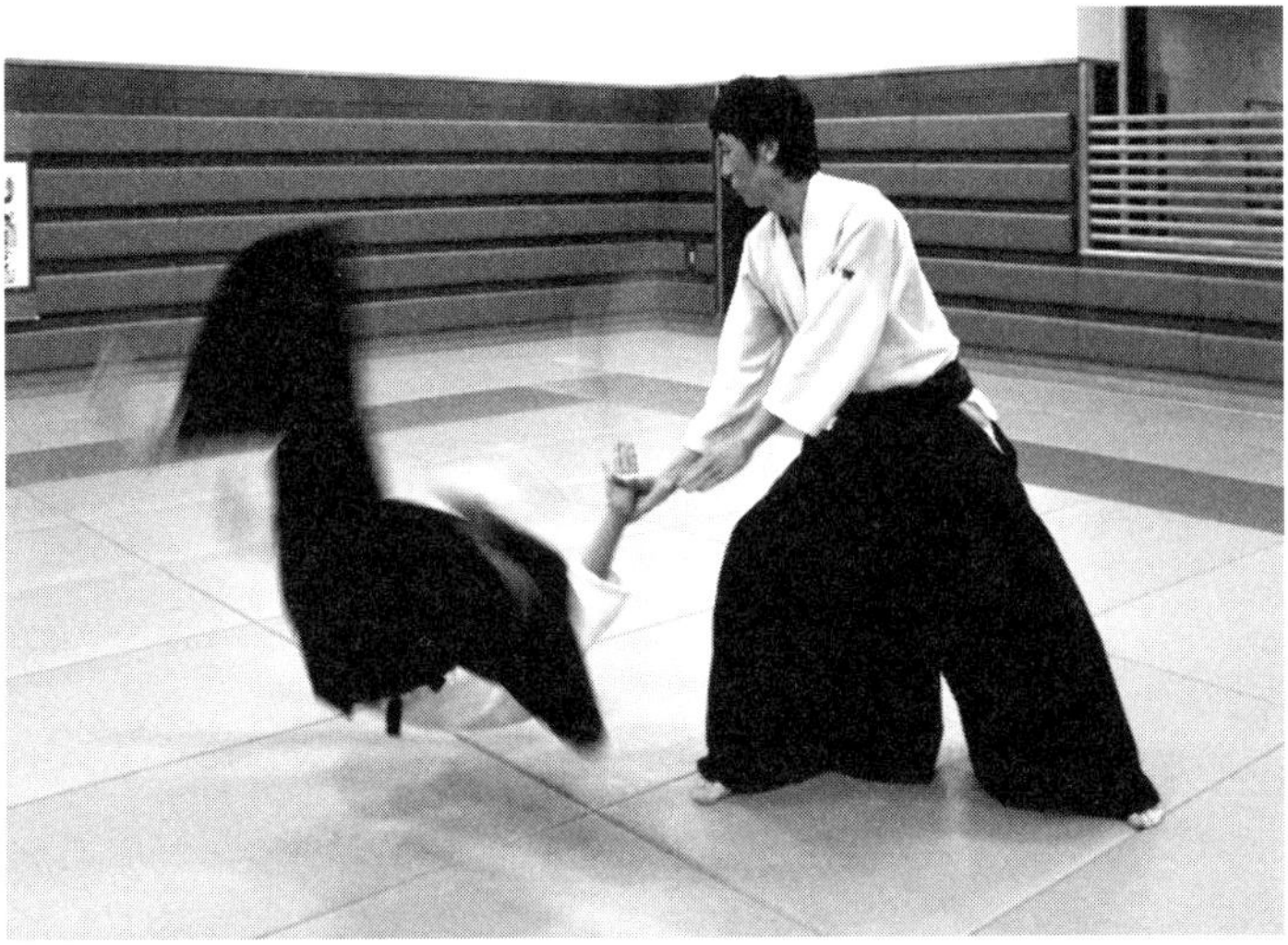

合気道の稽古

最近、合気道の二段を頂いたとか。

前田　三つのポイントは、その合気道や居合道《いあい》から学びました。剣術や剣道は刀を抜いて構えて始まるのに対して、居合道では、刀が鞘《さや》に納まった状態からの抜刀で始まります。刀を抜くと同時に刀が空《くう》を切ります。「抜きつけ」と言って、刃を上にして帯刀して、鞘から離れた瞬間に刃を水平にして横一線に切るわけです。

下手な人は、刀を抜く瞬間に手の内側を見せてしまい、その動きで相手から「今、刀を抜くだろう」と悟られてしまいます。「手の内を見せる」という慣用句は、この失敗のことなのです。マジックも全く同じことです。

酒井　マジックでは、文字通り「手の内を見せない」ことが基本ですね。手の内側、つまり「手のひら（掌《たなごころ》）」のことを英語で「パーム（palm）」と言います。マジックで「パーム」と言うと、マジックの

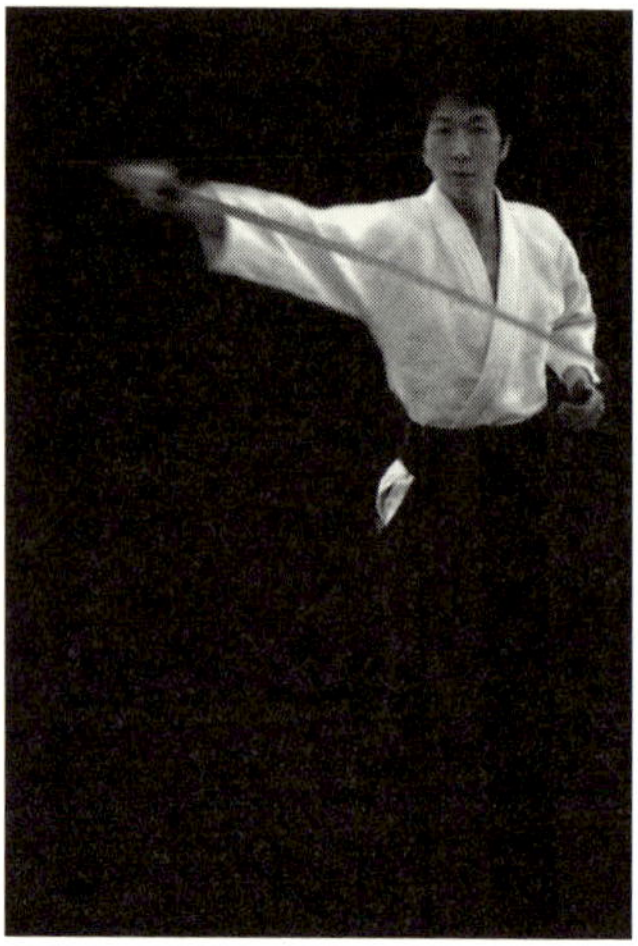

居合道の「抜きつけ」

基本技法（片手の中にカバーして物を持つこと）のことですから、その構えを観客に悟られないことが肝心だということでしょう。

次に、体の使い方を新たに構築し直すとはどういうことですか。

前田　日本刀の刃渡りは普通二尺三寸あります。今お見せしている練習用の居合刀（合金真鍮《しんちゅう》にメッキ処理した模造刀）は二尺五寸あって腕より長いですから、普通の体の使い方ではそもそも刀が鞘から抜けません。武道の世界では、腕は脊椎からつながっていると考えて、腕も体幹の一部であるかのように使います。

マジックもこれと同じで、いろいろな動きをするときに、手先だけでなく腕を使い、さらに腕の動きだけでなく体幹も含めた動きをすることで、可能性が広がります。

酒井　最後の、合理的に動くとはどんなことですか。

前田　西洋人が剣を振るときには、右手が利き手の場合、左足を同時に前へ出すことが多く、野球の投球や打撃のフォームも同様です。

これに対し、右手と右足を同時に出す動きは、歌舞伎などの古典芸能の基本動作にもなっていて「ナンバ」と呼ばれますが、実はこちらの方が合理的な場合もあります。居合では、この最小限の動作で、足を踏み替えることなく、前の相手に続けて、返す刀で後ろの相手にも応じることができます。

この動きを、私はマジックにも応用しています。例えば、右手に裏向きのカードを持って相手に差し出すときに、右足が少し前に出ています。続けて、「後ろを向いていますので、そのカードを見て覚えてください」と言うときに、足を踏み替えずに素早く後ろを向くことができます。他には、トランプを持ったときに、脇を締めて肘《ひじ》が内に入るようにしています。慣れないと腕の筋肉には負担がかかりますが、手首の可動範囲が広がります。武道の動きでも、肘が内に入るのが基本です。

海外のレクチャーでこうした動作を説明すると、皆さんがとても興味を持ってくださいます。「具体的に何が違うかは分からないけれども、前田の動きはミステリアス（神秘的）だ」と言われます。こうして居合道や合気道から学んだ体の動かし方は、私が不思議なことを生みだすときの重要な要素なのです。今説明した三つのポイントで、他のマジシャンと違って見えるのかもしれません。

酒井　それが「前田マジック」の極意ということですね。

前田　あとは、武道において動きの中に「段」をなくすことが大事ですが、マジックにおいてもそうです。動きに引っかかるところがあると、「あ、怪しい」とすぐに注意を惹きますから。居合では、刀を抜いて鞘に納める「納刀」までが一連のスムーズな動きになっていることが極意の一つだと思っています。マジックの動作も、一連のスムーズな動きになるように練習しています。音楽でも、たとえミスタッチがあったとしても、スムーズで角がない状態であれば心地よく聞こえるものでしょう。

酒井　詰まるところ、わざとらしさや力みを感じさせず、最小で無駄のない流れになっている動作が、最も理にかなっているということでしょう。一言で言えば「自然であれ」ということでしょうか。

前田　武道は、長い時間をかけ、磨かれてそうなったのでしょう。「反りが合わない」「鎬《しのぎ》を削る」「鞘当て」などのように、刀にまつわる言葉から別の意味が派生しているのも、日本語の面白い所でしょう。

酒井　日本語と英語の違いという点では、前田さんの専門である“close-up magic”は、「近寄って観るマジック」という意味で「クロース・アップ」であって「クローズ・アップ」ではないですね。

前田　最初の頃は、新聞社から取材を受けますと、「当社の規定では「クローズアップ」という言葉しか使えませんので」と言われました。「これは私の肩書きなので、「クロースアップ」にしてもらえませんか」とお願いしても断られるのです。外資系の雑誌社でも、編集部から「当社の表現の仕方としては……」と返事がありました。それからしばらくして、ある新聞社が初めて「クロースアップ・マジシャン」という表現を使ってくれたので、そこから一気に他の新聞社も「クロースアップ」と書いてくれるようになりました。

酒井　外国語を片仮名表記にするとき、一度決まってしまうと、元の英語の発音がどうであれ、その表記や読みは頑なに変わりません。そういう間違った例は本当にたくさんあるのです。英単語の読み方に関するルールはとても複雑で、ローマ字読みでは想像できない場合が多いですから、どんなに簡単な単語でも、こまめに辞書で発音を確認しないといけません。

例えば、「image（イミジ、先頭にアクセント）」は、ほぼ全ての日本人が「イメージ（第二音にアクセント）」と読むでしょう。「response（リスポンス、〈ポ〉にアクセント）」は、「レスポンス（応答・反応、〈レ〉にアクセント）」という誤読が定着しています。日本人が英語で話すときにも、こうした片仮名読みが抜けないので、英語圏の人にはほとんど通じません。私の研究室でも、いつも私が学生の英語の発音を直しているのですが、なかなか直ってくれません（笑）。「クローズアップ」の場合は、意味が全く変わってしまいますから大問題です。

前田　英語で「クローズアップ（"close up"という動詞）」と言うと、「閉ざす、閉店する」という意味です。ですから「クローズアップ・マジック」と言うと、「マジック稼業をやめる」という意味になってしまいます。自己紹介で「クローズアップ・マジシャンなんです」と言うと、「マジック、やめたの？」と聞かれそうです（笑）。

酒井　「クローズアップ現代」は、「現代の終焉」という意味になりますね（笑）。

奇術専門誌“Genii”と“The GEN”

酒井　最初に奇術専門誌“Genii”のお話が出ましたが、「genii（ジーニアイ）」という英語の言葉は、「genie（ジーニ）」の複数形で、「精霊たち」という意味です。また、守護神や霊を意味する「Genius（ジーニアス）」の複数形も「Genii（ジーニアイ）」となります。雑誌名はどちらの意味なのでしょうか。

前田　ランプの中に魔神が住んでいて、その名前がGeniiだと聞きました。昔の“Genii”誌では、ターバンを巻いたアラビア風の魔神の絵が表紙に描かれていました。この魔神は、ランプをこすると三つだけ願いをかなえてくれるというランプの精です。

酒井　最近は、“Genii”誌に前田さんの特集号（二〇〇八年一〇月号）が出ていましたね。

前田　先ほど話題になったマジック・コンベンションでは、“Genii”誌が生まれたストーリーについてのセッションがありました。一九三六年の創刊で、アメリカ人のビル・ラーセンが最初の編集長でした。彼の奥様のアイリーン・ラーセン、娘のエリカ・ラーセン、ビル・ラーセンの現編集長のリチャード・カウフマン[※7]が、舞台上に並んで話をしました。ビル・ラーセンの他界後、この三人で順に編集長を務めてきたのです。"Genii" 誌に対する彼らの愛着が伝わって来て、とてもよいセッションでした。

酒井　一方イギリスでは、ルイス・ギャンソン[※8]が編集長を務めた "The GEN" 誌が一九四五年に創刊され、二六年続きました。マジックの手順を鮮明な写真で丁寧に見せています。何より、ルイス・ギャンソンの解説が見事です。ここに一冊持って来ました。

前田　これは素晴らしい！　とても貴重です。当時、イギリスでのダイ・ヴァーノン[※9]のレクチャー（マジックの演技と解説）の広告が掲載されていますね。

酒井　この「gen（ジェン）」という英語の言葉は、「情報」という意味です。「gene（遺伝子、ジーン）」

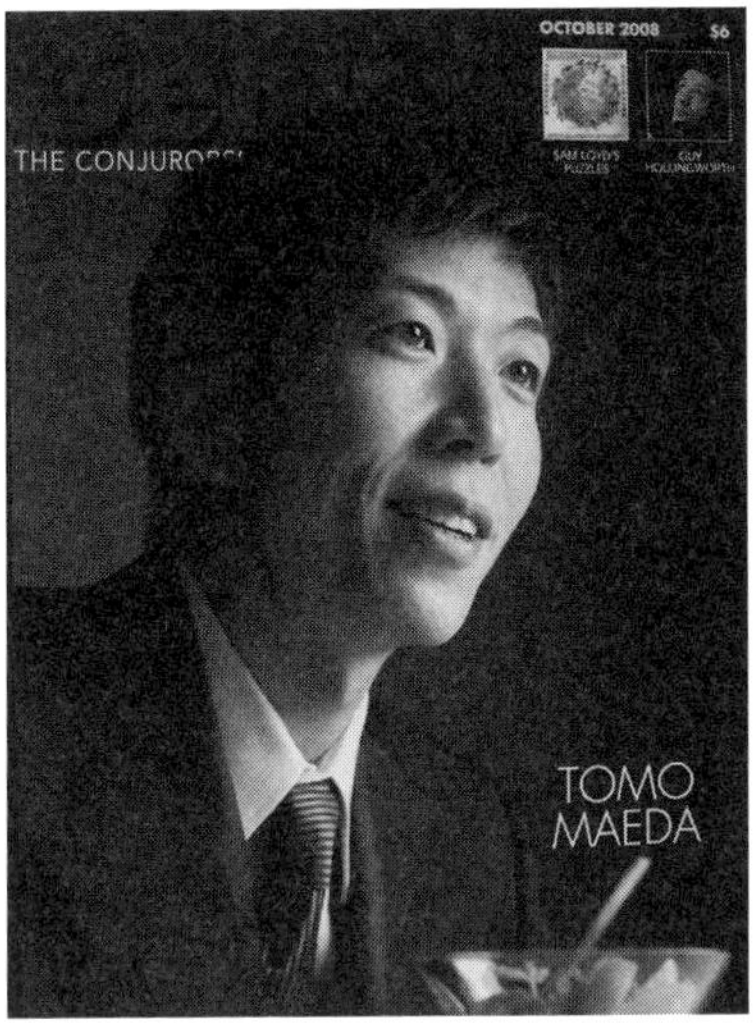

"Genii" 誌　2008年10月号

※7　リチャード・カウフマン（Richard J. Kaufman, 一九五八年―）アメリカのマジシャン。五歳よりマジックを始め、ニューヨーク大学では英語学と演劇を専攻。数々のマジック本を執筆している。

※8　ルイス・ギャンソン（Lewis Ganson, 一九一三―八〇年）イギリスのマジシャン。数々の歴史的なマジック本を執筆している。

※9　ダイ・ヴァーノン（Dai Vernon, 一八九四―一九九二年）カナダ生まれで、アメリカで活躍したマジシャン。近代マジックの創始者の一人で、"The Professor" と呼ばれる。

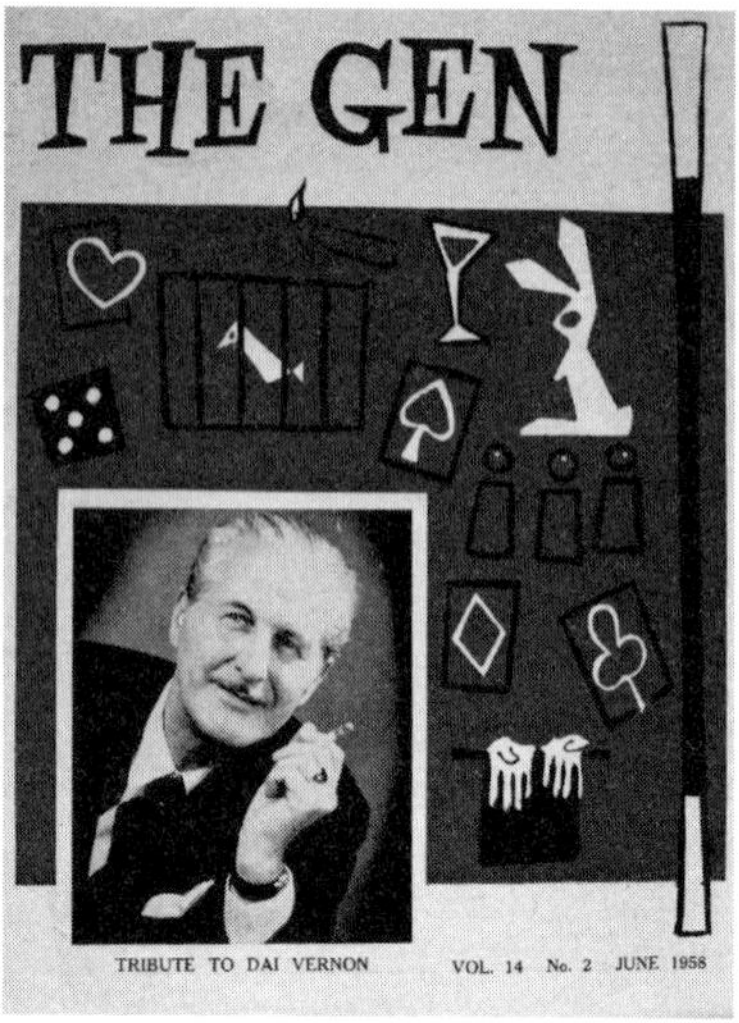

“The GEN” 誌　1958年6月号

の語源にもなっています。マジックの「情報誌」という意味を込めたかったのでしょう。

これは私の勝手な想像なのですが、ルイス・ギャンソンは、もっと前からマジックの雑誌を出したかったのではないでしょうか。それが終戦を迎えてようやく実現した。しかし、“Genii”誌が、世界初のマジック専門誌としてすでに出ていました。この雑誌名は、昔は大文字だけで「GENII」と書くことが多かったようですが、これは見ようによっては「GEN Ⅱ」、つまり「GEN」の第二弾と読めます。そこで“The GEN”を雑誌名にすれば、実際には後から創刊されたにもかかわらず、こちらの方が本家本元のように見えますね。それは、イギリス流の洒落《しゃれ》だったのかもしれません。

前田　こんなマジックの雑誌や小冊子が出る前までは、マジックの最新情報は個人的に秘密にされていて、口伝《くでん》で教わるしかなかったわけです。マジックの解説が印刷物となって初めてマジックが一般に普及し、誰もがその情報を入手できるという意味で平等になったのです。

酒井　本格的なマジック本が日本語で書かれて出版されたのは一九五〇年代になってからですから、それまでは洋書が入手しにくかったこともあり、口伝が中心だったのでしょう。江戸時代に、少しは書物になっていたと思いますが。

前田　江戸の頃にマジックを解説した本は週刊誌的な内容で、まず実演できないようなものも掲載されていました。人々の興味を惹くだけの嘘の解説も含まれていた。今で言えば、テレビの「タネ明かし番組」のような娯楽だったと想像しています。

"Genii" 誌や "The GEN" 誌は、そういったものとは明らかに一線を画していて、教科書としてマジックを学ぶことができます。"Genii" 誌では、ショーのレポートも有名でした。どこに素晴らしいマジシャンがいたかなどを、ラーセンは創刊当初から紹介したかったそうです。でも最近の "Genii" 誌を見ると、マジック用品を売るための広告ページが多くなりました。

酒井　面白いと思うのは、これだけ年代を経ても、「カップ・アンド・ボール[※10]」のような古典的なマジック用品は変わらないということです。

前田　ダイ・ヴァーノンが一九五〇年代に完成させた「カップ・アンド・ボール」の手順

※10　カップ・アンド・ボール（cups and balls）　一般的には三つの金属製のカップの中で、ボールが消失したり出現したりするマジック。

が、今なお雛形として演じられているのも面白いですよね。

酒井　それだけ完成度が高いということなのでしょう。マジックを言葉で解説するのはとても難しいはずですが、ルイス・ギャンソンの文章はとても分かりやすく、好奇心や想像力を掻き立てるのが上手でしたね。「言語化」の達人だったのでしょう。

前田　おっしゃるとおりです。ルイス・ギャンソンは初めてのマジック・ライターで、ダイ・ヴァーノンのマジックはルイス・ギャンソンの解説で広く知られるようになりました。

実を言うと、ルイス・ギャンソンの解説と、実際にダイ・ヴァーノンがやっていたマジックは違うものだったと言われています。ダイ・ヴァーノンは天才的なマジシャンでしたから、非常に難しいことをやっていました。それでは一般のマジシャンには無理なので、ルイス・ギャンソンがそれを易しくアレンジして解説したのです。その辺の才能がルイス・ギャンソンの持ち味。ちょうど彼は、原曲をアレンジして多くの人に楽しんでもらおうとする編曲者だったのです。その意味で、マジックの世界をより広く拡張していきました。

酒井　ルイス・ギャンソンはマジック界の通訳者のような存在でしたね。

私が大学生の頃、神田神保町《じんぼうちょう》の「タトル商会」に通って、ルイス・ギャンソンが書いたダイ・ヴァーノンの本を買ったものです。その本屋の二階には、マジック関連の洋書だけが並ぶ棚があって、マジックの世界に触れる楽しみがありました。一般の書店ではマジックの洋書の取り扱いがなかったのです。当時、大学には御茶ノ水駅から歩いて通っていましたから、ちょっと足を伸ばすと神保町でした。

前田　私も神田錦町《にしきちょう》にある大学に通っていましたから、「タトル商会」にはよく行きました。当時、マジックの洋書はどれも高かったですね。学生の頃は知識が足りなくて、本を間違って買ってしまったこともありました。"The Magic of Thinking Big"（『大きく考えることの魔術』）というタイトルの本を買ったら、これが実は自己啓発の本でした（笑）。

酒井　"The Magic of ..."は、「○○術」とか「○○の魅力」といった意味にもなりますからね。

前田　そんな体験は自分だけではないと思ったのは、永六輔《えいろくすけ》さんのお話です。永さんもマジックがお好きなのですが、ヨーロッパの街を歩いていると、ある劇場前のポスターに大きく"Magic ..."と書いてある。本場のマジック・ショーを観ようと入ってみたら、何とオペラをやっていた（笑）。

酒井　モーツァルトの"Magic Flute"（『魔笛』）でしたか（笑）。

騙される脳

酒井　ダイ・ヴァーノンは、マジックの極意を"Be natural. What I mean by this is 'be yourself'."（自然であれ。これは、「自分らしくあれ」という意味だ）と表現しました。

私の座右の銘です。

前田　私の好きな言葉は、先ほども話題になったロベール・ウーダンの「人はただ騙されたいのではなく、紳士に騙されたいと思っている」という名言です。つまりマジシャンが紳士的な人であれば、お客さんは気持ちよく騙される。胡散臭い人に騙されると腹が立つけれども、素敵な人に騙されるのであれば心地よささえ感じるということです。

アガサ・クリスティーの推理小説があれほど人気があるのは、文体や構成の美しさがあって、読者が見事に騙されるからだと思います。「人は騙されたがっているものです。それなら私が騙してさしあげましょう」というクリスティーの姿勢を感じます。「騙されてみたい」という欲求は、本能的に備わっているようです。逆に人が「騙されまい」と思うのは、後天的な社会的知恵なのだと思います。

酒井　その欲求は、「怖いもの見たさ」という心理とよく似ています。相反《あいはん》する欲求に対して、好奇心の方が勝るようです。

それから、心理学的な錯覚や幻覚のように、現実とは異なる「仮想世界」が脳に存在することを、「騙される」と喩《たと》えることもありますね。実際、「騙し絵」と呼ばれるトリックアートがあります。

前田　絵画を見て、三次元の情景や造形を見出したりするのも、錯覚の一種ですね。

酒井　そうです。脳では、感覚だけでなく記憶にも基づいて外界が再現されます。記憶による再現は、夢や幻覚の元にもなります。

中国の『荘子《そうじ》』にある「胡蝶の夢」という話では、自分が蝶になった夢を見て、その夢から覚めたとき、「自分は実は蝶であって、人間になった夢を見ているのかもしれない」という幻惑を覚えるのです。この話は、「仮想世界」の存在を言い得て妙だと思います。人は自分の脳に騙されることもあるということです。

前田 素敵な話ですね。私の好きな逸話は、二人の絵描きが腕を競う話です。王様が「どちらが一番か、勝負をつけよ」と命令して、それぞれの絵が宮殿に持ち込まれます。まず一人目がキャンバスを覆う布を取ると、見事な葡萄《ぶどう》が描かれていました。すると、窓から鳥が入って来て、その絵の葡萄をつついたのです。その絵を描いた画家は意気揚々として、「どうだ、鳥の目も騙すような葡萄を描いた自分は、この国一番の絵描きだ」と言って、もう一人の絵描きに「どんな絵を描いたのか、その布を取って見せてみろ」と迫りました。迫られた絵描きは何もしようとしません。その絵は、なんとキャンバスを覆う布を描いたものだったのです。「動物を騙す絵描き」と「絵描きさえも騙す絵描き」という発想が面白いでしょう。

酒井 マジック・コンベンションは同業者の集まりですから、「マジシャンさえも騙すマジシャン」がいるということですね。

前田 ただ、一歩間違えると、内輪受けみたいなものになる恐れもあります。私は、トリックのレクチャーばかりでなく、先ほどのような武道の話をしたり、東洋的な考え方と西洋的な考え方を対比させて、「呼吸型」と「プッシュ型」の話をしたりします。呼吸の「緩急」というのも日本的な表現ですが、海外の人も共感して聴いてくれます。

酒井　逆に、欧米のロベール・ウーダンなどのエピソードを、日本の一般読者向けに分かりやすく紹介したのが松田道弘[※11]さんですね。

前田　私も子どもの頃に松田さんの本を読んで、マジックに興味を持ちました。中でも、『奇術のたのしみ』（筑摩書房、一九七五年）には、マジックの歴史を作ったマジシャンたちのエピソードが生き生きと書かれています。そうした優れた先達のマジックが興味深いのは、素晴らしいアイディアや鮮やかな技法のためだけではありません。人間が持っている普遍的な欲求がマジックをその根底で支えているということに、魅力を感じます。

酒井　その普遍的な欲求とは、「この世にあり得ない不思議を作り出したい、見てみたい」という願望や情熱ですね。

前田　マジックにも「ハレとケ（祭儀と日常）」があって、カーニバルのような祭典ではサーカスのような曲芸が楽しいと思いますが、私が探求したいのは、もっと日常の中で、「紳士に上手に騙されたい」という人々の欲求に寄り添うことです。そこには派手な衣装も、とんがり帽子も、魔法使いの杖もいりません。私はいつもスーツ姿でマジックをやっています。プロになりたての頃は、「そんな地味な格好じゃ、マジシャンとして売れないよ」

とアドバイスしてくださる人もたくさんいましたが。

ロベール・ウーダンがなぜ夜会服を着たかというと、マジックを観に来た当時の社交界のお客さんは皆、夜会服を着ていたからです。観客と同じ格好をしてマジックをやろうというのは、とてもセンセーショナルなことでした。

酒井　ロベール・ウーダンによるマジックの近代化を、マジックの第一次革命と呼びましょう。すると第二次革命は、ダイ・ヴァーノンによるマジックの一般化でしょう。同業者には積極的にタネや技法を明かすことで、もっと奥深い技の追究を目指しました。先人の仕事に敬意を払って、原案者と改案者へのクレジット（名前を明記すること）が成されるようにもなりました。これは科学研究と全く同じ発想です。

前田　マジックのタネというものは、一つのマジックを構成する全体の要素の中でも非常に小さい部分でしかありません。私がマジックで大事にしている要素は、先ほど紹介したような立ち居振る舞いやタイミングです。その部分が私のマジックの本当の秘密です。

そして最終的には、お客さんが不思議なことを見た後で、漠然と「何か今日は楽しかったなあ」と思うのではなくて、「あんなマジック、見たことがない」とか、「今度また前田

※11　松田道弘（一九三六年―）　著作家。マジックやゲームなどについて、多数の分かりやすい解説書を執筆している。

さんのマジックを見たい」と心底思ってくれて、マジシャンのことを好きになってもらえたら幸せです。そのためには、マジックの技を習得するだけでなく、その先に長い道のりがあると思っています。

日本人の感性と知的好奇心

酒井　マジックの第三次革命は前田さんだと思って、私は期待しています。欧米流のショービジネス的なマジックに、東洋や日本のスタイルを融合させたことは、大きな転回点でしょう。

前田　それは恐縮です。私は、日本人に生まれたことをとても幸運に思っていて、マジックをするときにも日本的なアプローチを努めて使うようにしています。

　昔から日本人は、技芸の奥義を究めることに対して、特別な感性を持っていたようです。例えば、世阿弥《ぜあみ》の『風姿花伝《ふうしかでん》』[※12]や、宮本武蔵の『五輪書《ごりんのしょ》』[※13]には、芸や技の神髄に関することがとても論理的に書かれています。そこに見られる感性には、「不思議」を味わう感覚と近いものがあります。

酒井　例えば「幽玄」と言われる美の情趣は、神秘的なものと関係していますね。幽霊に強い興味を持ったラフカディオ・ハーン[※14]が日本の文化に惹かれたのも、その神秘性が理由

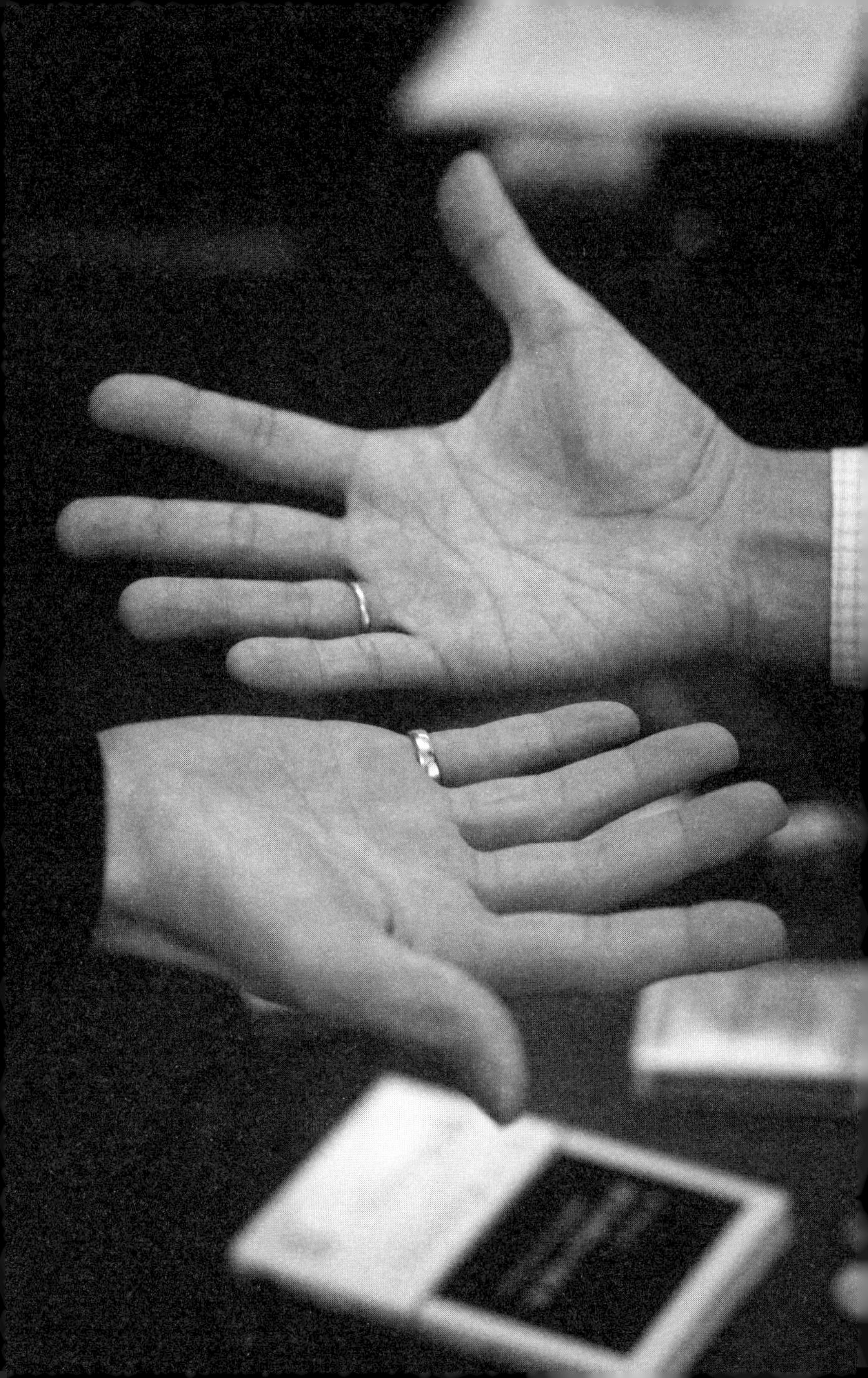

だったように思います。川端康成[※15]は日本棋院の対局室に置く掛け軸を依頼されて、「深奥《しんおう》幽玄」と揮毫《きごう》しましたが、「幽玄」は囲碁の別名にもなっているそうです。日本の様々な芸術が、奥深い「神秘」や「不思議」を大切にしてきました。

その他にも、日本人が好む「風流」とか「粋」といった美意識がありますが、その感覚を海外の人に説明するのは難しそうです。

前田 「日本人だからできる」とか、「日本人だから優れている」と考えるのではなく、突き詰めれば、海外の人々とも根本的な共通点を見出すことができるはずです。道は違ってもゴールは同じというか……。

酒井 ギリシア神話を考えただけでも、神様に関心を持つのが日本だけでないことは明らかですね。

前田 今言われた「粋」という美意識や、「弱きを助け、強きをくじく」という精神は、中世ヨーロッパの騎士道に通じます。先ほどお話した「右手が出るときに右足が出る」という動きは、実はフェンシングの基本動作や、フランスの農夫が土を耕すときの動きと同じなのです。そうすると、東洋と西洋の共通点も見えて来ます。

酒井 人間の根本は同じでも、文化や歴史、そして風土などが人々の価値観に影響を与えるため、さらに民族に個性が生まれると考えればよいと思います。

日本人は一般に知的好奇心が旺盛な方でしょう。様々な自然現象に対して「不思議だ」

とか「なぜだろう」と感じる純粋な好奇心を持ち、そこに「もののあわれ」を覚える感性は、日本人特有なのだと思います。四季の変化に敏感で、月や花を愛《め》でるのもそうですし、日食やオーロラにも日本人の関心はとても高いですね。数学では、江戸時代の「和算《わさん》」のように独自の探究がなされました。

前田　お話を伺っていて、考えていたことが私の中で明確になった気がします。日本人には、太陽や月などの動きに神秘性を見出して、そこからいろいろなことを推論する気質がありますね。江戸時代に、時計で使われる歯車の技術を応用した「からくり人形」にも、天才的な閃《ひらめ》きを感じます。

例えば、からくり人形の「弓曳《ひ》き童子《どうじ》」は、矢をつかんで弓を曳き、また矢をつかんで弓を曳き、それを繰り返すのですが、信じられないほど精巧な動きをします。きっと体の動きに神秘性を見出した人が、歯車・カム・糸などの動きを計算しながら作り出したので

※12　風姿花伝　世阿弥（一三六三頃―一四四三年頃）が書いた、日本最古の能の書。
※13　五輪書　宮本武蔵（一五八四―一六四五年）が晩年に書いた、日本最古の兵法の書。
※14　ラフカディオ・ハーン（Patrick Lafcadio Hearn, 一八五〇―一九〇四年）　ギリシア生まれで日本に帰化した文筆家。「小泉八雲《やくも》（ハウンと読める）」と名乗った。代表作に"Kwaidan"（『怪談』）がある。
※15　川端康成（一八九九―一九七二年）　小説家。囲碁をこよなく愛し、実際の観戦記を元にして『名人』という小説を執筆している。

しょう。日本人は、不可解なものを上手く捉えて、そのからくりを構造化していくことが得意なのだと思います。

酒井　不思議なことを極めていき、その探究の成果がまさに「芸術」となっています。からくり人形のような自動機械が自然に置き換わるわけですが、その緻密さに美意識を感じますね。

前田　リュージュ社の「シンギングバード」というオルゴールでは、箱の上に小鳥が飛び出してきて、羽や嘴《くちばし》を動かしながら美しい声で鳴くのです。その最初の作品は、マリー＝アントワネットが愛したと言われています。ロベール・ウーダンは、フランスの時計職人でしたから、からくりにも精通していたのでしょう。

不思議なことを実現したいと思ったときには、そのためのシステムやメカニズムを論理的に考えなければなりません。その方法に作為が見えないくらいにまで高められたとき、本当に不思議なものが生まれるのでしょう。これがマジックの核心ではないでしょうか。

人間が持つ「不思議」という感動

酒井　動物はマジックを見ても驚きませんね。もちろん不思議に思うこともないでしょう。

前田　猫や犬にマジックを見せたことがありますが、物が消えたという認識はあっても、ただ呆然と探すだけです。

酒井　子どもの発達段階に合わせてマジックを見せて、どのように反応が変わるか調べてみたいものです。言語化と関係あるのかどうか。

前田　幼児にとっては、身の回りのあらゆることが驚きであり、感動の対象となることでしょう。言葉が話せる歳になると、自分の欲しかったプレゼントを手にして、「わぁ、嬉しい」と驚きながら喜びますね。驚くことは、気持ちがよいのでしょう。

酒井　「武者震い」や背筋がぞくぞくする感覚は、強い緊張・興奮や感動による生理的な反応です。気合を入れる掛け声がきっかけになることはありますが、言語が必要というわけではありません。私の愛犬も、大好きなアイスクリームを前にすると、体が震えます(笑)。動物も物音に驚いたり、寝ているところを起こされてビクッと飛び起きもする。けれども、「不思議」という感動は、人間の言語や知能を抜きにして説明できないと考えています。

前田　ロープを切ってつなげるマジックが、治癒に関係したり、友情や愛情を取り戻したいという願望に関係したりすると言いましたが、友情が壊れた体験のない子どもには、同じマジックを見てもそれほど強く作用しないと思います。「あ、切ったのがつながった」と言うだけで終わりで、感動を与えられない。「友情が壊れて悲しい」といった言語化されるような体験が過去にあるからこそ、復活への願いがマジックでかなう様子を見て感動できるのでしょう。

酒井　「そんなこと、あり得ない」と思う知識や、「でも、そうなったらいいな」という願望が、不思議に思うことの前提なのだと思います。

前田　「酸《す》いも甘いも噛《か》み分ける」ような経験もそうですし、常識や論理的思考が備わっていることも前提でしょう。

観客が選んだカードにペンでサインをしてもらい、トランプの中でよく混ぜた後、指をパチンと鳴らすとそのカードが一番上に上がってくる、というマジックを見せて、「あ、分かった。サインしたカードがたくさんあるんだ」と思われるようでは困ります（笑）。

酒井　前田さんは、サインをしてもらった時点で、「世界に一つのカードですね」と念を押されますね。実際それは、宇宙に一つしかないカードです。

前田　宇宙だとちょっと壮大すぎてしまいますが。

酒井　「宇宙に一つしかないカード」は、確かサメルソン※16の台詞でしたね。

前田　それでパン屋の話を思い出しました。ある街でパン屋が競争していて、一軒のパン屋が看板に「日本一のパン屋」と書いたら、別のパン屋が「世界一のパン屋」と書いて対抗したわけです。そこで、とても賢いパン屋が「街一番のパン屋」と看板に書いたところ、一番お客さんが集まったという話です。

酒井　「日本一」「世界一」などと競っている街の中での一番ですからね。

前田　マジシャンも同じで、ステージで何千人に見せるマジシャンや、テレビで何万人に見せるマジシャンが現れましたから、私は「五人にしか見せられないマジックをやりたい」と逆をいくことにしました（笑）。

酒井　大きく広げる方向だけでなく、縮める方にも世界が広がっています。縮める方向で言えば、たった一人だけの自分を騙すようなマジックこそが究極でしょう。

前田　確かにとても調子がよいときは、自分のマジックが自分でも不思議に見えることがあります。同じマジックをパーティなどで一〇回も二〇回もやりますと、陰で秘密の動きをしていることをだんだん意識しなくなってきて、その結果に自分でも驚いてしまうのです。その私の素《す》の反応を観た観客が、また驚きますね。

最初に紹介した私のマジックは、私がカード当てに失敗するという状況から始まるので、破ったカードが選ばれたカードに変わった瞬間、マジシャンも驚くのが自然なのです。そのことを忘れ、カードが変わって当然という態度を取ると、お客さんから観て筋の通らない演技になってしまいます。

酒井　自分で本当に不思議に思えて感動できれば完璧でしょうね。

※16　サメルソン（Peter Samelson, 一九四九年―）　アメリカのマジシャン。スタンフォード大学で物理学を専攻後、マジシャンへ転向した。

フレッド・カップス[※17]のマジックは真の名人芸でしたが、自分で「あれっ？」と失敗してみせる演技が、本当に素で失敗したかのように感じられたものです。例えば、「五枚の赤い字札（ハートやダイヤのエースから10）のカードでマジックをやりましょう」と言って始めるのですが、よく見ると黒い絵札（クラブかスペードのJ・Q・K）が一枚混ざっていることに気づいて慌てます。その絵札を捨て、気を取り直して四枚で始めると、また黒い絵札が一枚混ざっていて不思議がる。そういう細かい芸が見事でしたね。

前田　フレッド・カップスは、先ほど説明した心得を究極的に実践したマジシャンだと思います。彼の有名な、親指を吸うと煙が出てくるマジックは、本当によくできていました。演技は、煙草が吸いたいけれど持っていなくてイライラしている男の人が、仕方なくジェスチャーでたばこを吸う振りをして、ホッとしているところから始まります。本人はそれで満足していたのに、突然煙が出てきてしまって「ワッ」と驚くという展開です。

酒井　演者自身が驚くのは一番説得力がありますから、安心して騙される気がします。

前田　それも言語化があればこそでしょう。「いるいる、ああいうおじさん」とか、「うちのお父さんもそう」みたいな共感が生まれれば、お客さんの意識はそちらにいって、タネを詮索する余地がなくなります。「空の手からこうやって吸うと煙が出るんですよ。どうですか、皆さん」などといった態度を、フレッド・カップスは決して取らないのです。お客さんを上手くリードしながら、連れて行く道筋を上手に用意しておけば、お客さんはタネの存在など忘れて、気持ちよく騙されるのではないでしょうか。

酒井　リハーサルと本番では何か違いがありますか。

前田　リハーサルでは、「こうしたら、こんな共感をしてくれるだろう」「こう振る舞ったら、こう疑うだろう」と、人々の持つ普遍的な反応を想定しておきますが、実際の対話は本番で調整しなければなりません。お客さんをリードするのは、「皆さん、こちらをご覧ください。ここが東大の赤門ですよ」と、旗を持って案内するガイドのようなイメージです。足の遅い人がいれば、ゆっくりになります。

酒井　最近は、ガイドがほとんど録音になって、味気ないですね。美術館や博物館で、一方通行の「音声ガイド」ではなく、学芸員の解説が直接聴ける機会は貴重です。

前田　私も、ＤＶＤなどのように大量生産を目的とする製品より、できる限りライブでマジックをやってお見せしたいと思っています。それ以外はテキストとして出版して、読者が自分の想像で理解していただくのがよいかもしれません。酒井さんの『脳を創る読書』（実業之日本社、二〇一一年）には、「紙の本でマジックを覚えるときには、どうしても足りない情報を想像力で補うことによって、その人に合った、自然で個性的な技が磨かれたの

※17　フレッド・カップス（Ferd Kaps, 一九二六—八〇年）　オランダのマジシャン。FISM（Fédération internationale des sociétés magiques）のマジック・コンベンションで三回グランプリを受賞した。

だ。DVDなどの文明の利器は、残念ながらその地道な学習プロセスの代わりをしてくれない」と明快に書いていらっしゃいますが、これこそ私の言いたかったことです。

マジックや言語の普遍性

前田 最近、若い方から「前田さんと同じマジックをやらせて欲しいのですが」とメールをもらいました。筋を通してきて偉いなと思う反面、「マジシャンも表現者なのだから、人と同じことをやるのに価値や意味があると思いますか?」と聴きたくなります。「前田知洋」というマジシャンが二人いても仕方がないでしょう。

芸術の世界では、ユニークであること、「唯一無二」であることが最も大切です。日本でユニークと言うと「変わっている」という悪い意味に取られがちですが、アメリカで“You are unique.”と言われたら、それは最高の褒め言葉です。

マジシャンが蝶ネクタイをして登場し、テーブルにはトランプが置いてあり、カップが並んでいる。そこは、どうしても似てしまう。そこで、どのように、そしてどんな意味でのユニークさを出していくかが問われるのです。私は不思議さを持つと共に、ユニークでありたいと願っています。

酒井 どの芸術にも必ず先人がいるので、最初から奇を衒《てら》っても上手くいきませんね。その先人たちに対して敬意を表した上で、自分の表現者としての「個」を磨かなくてはいけない。

前田　私がマジックを始めた頃、素晴らしいマジシャンたちが、先人の仕事をとても大事にされているのを見て、自分も何となく古典を大事にしなければいけないと思いました。その後、武道の世界を知るようになると、こちらはもう伝統と研鑽《けんさん》しかありません。

居合道は、一説には奈良時代から始まったと言われ、千年ほどの歴史があると言う人もいます。流派によって歴史の長さに違いはありますが、何百年という時間をかけて洗練されてきた技は、非常に合理的です。もうこれ以上何も加えないというところまで完成されています。それに、日本刀のデザインはほとんど変わっていません。完成されているものを変えない、というのは先人に対する敬意です。「毎日のように素振りをやっています」と人に言うと、「何でそんなカビが生えたようなことをやっているの?」と言われることもありますが、私にはとても大事なことなのです。

酒井　完成された型を守るという意味では、マジックにも伝統芸能としての側面があるでしょう。模倣されるべき「型」が、あらゆる創造性の前提にあると思います。

前田　「型破り」という言葉がありますが、「型を破るには、型を知らないと破れないよ」と私は若い人たちに言っています。まずきっちりと古典を身につけて、型ができるようになってから、自分らしさを出せばいいのです。

言葉も似ていますね。きちんと言語のルールに則った話し方が身に付いてから、自由な会話ができるようになる。最初から自由にやると、何を言っているのか分からなくなります。

酒井　既存の型の中で常に何か新しいものを求めていくという点で、科学研究も芸術の探究と全く同じです。自然科学の場合には、「自然」という型が最初からあるので、そもそもそれは変えようがありません。それをある切り口で見たら法則になっている、ということを見つけていくのが科学なのです。不思議な現象をそのまま記述するだけではなく、そのからくりを説明できたときに初めて、新たな知識が生まれます。

前田　酒井さんは、「言語の構造や脳のしくみはそれぞれの言葉によって違うのではなく、英語でも日本語でもすべて一緒だ」ということをお書きになっています。それを読んで、マジックの可能性が大きく広がるのを感じました。マジックも、日本人用とか外国人用とかを作らなくていい。根底にある普遍性を追求すれば、マジックのやり方は世界に通用すると知って、気持ちがとても楽になりました。芸術的な創造性に関して、アメリカもイギリスも、日本と全く同じであると考えられるようになったのです。

酒井　ジャンルを問わず優れた芸術は、世界のどこでも、そしていつの時代でも、美しいし感動できる。人間の普遍性を追求することが、芸を極めることに通じると言えます。

「なぜ」や「不思議」は科学の始まり

酒井　不思議な現象に対して「なぜ？」と疑問に思うのが、科学の始まりです。例えば、生物の遺伝は、親とよく似た子どもが生まれるという不思議な現象です。なぜそうなるのか、なぜ世代を飛び超えて形質が遺伝するのか、といったことを説明しようとして、仮想的に「遺伝子」が考えられました。その次は、遺伝子の実体が疑問となりました。それが二重らせん構造を持つＤＮＡであると分かったのは、大きな進歩でした。

前田　不思議に対する感性は、人それぞれ違いますよね。多くの人は、「親から生まれた子どもが似ているのは当たり前」と思っていることでしょう。みんなが当たり前に思っている中で、「なぜ？」と不思議に思う人が現れたお陰で科学が進歩する。もし人類が不思議だと思わない人ばかりになってしまったら、文明の進歩も止まってしまうのではないでしょうか。

酒井　私もそう思います。もし天文の知識がなかったら、日常の観察通りに太陽が地球の周りを回っていると思うことでしょう。物体の運動について少し学んだことがある人は、二つの物体同士の運動を観察するだけでは、どちらが本当に動いているのか決めることはできない、ということを知っています。さらに踏み込んだ思考がないと、地動説と天動説のどちらが正しいのか判断できません。地動説が正しいことはみんな常識として知っているのに、中途半端な知識では、その真の理由を説明できないのです。大学でやっている私の「力学」の講義は、こうした問題から始めています。

優れた説は、さらに一段深い説明が可能になったときに、その正しさが証明されます。地動説は、太陽と惑星間の距離を基礎としているために、その距離によって決まる「万有引力」から運動が説明されて確立しました。天動説では、複雑な惑星の運動の原因が全く説明できなかったのです。

前田　そもそも、天文もリベラル・アーツ[※18]の一つでしたね。リベラル・アーツを通して常識や教養を身につけたからこそ、不思議に思えてくる問題があるでしょう。幼児や動物がマジックを見て不思議に思わないのは、不思議と思えるための最低限の予備知識がないからだと思います。

マジックでは、「なぜ?」に対する答えを常に秘密にしています。私にとっては、「なぜこの場所でこのマジックをするのか、なぜ今このマジックを選んだのか」ということにも、理由や必然性があります。それを明かさないことで不思議さが増すと考えています。

酒井　論理的な推論でも、途中の過程を明かさないと結論が不思議に思えます。推理小説の話ですが、シャーロック・ホームズがワトソンに初めて出会って、いきなり「アフガニスタンに行っていましたね」と言い当てたのが不思議なのと同じことです。科学研究は基本的に謎解きですから、すべての推論の過程を明らかにしなくてはなりません。どんなに不思議に見える現象も、実は単純な法則の連鎖によって起こる、という確信がなくては、謎の解明もできないのです。私は、論理的思考ができるような人間という存在自体に興味を持っています。それと同時に、人間が生み出したパズルの謎やマジックの不思議に強く惹かれます。

科学者になりたければ、子どもの頃の「なぜ？」や「不思議！」という感性が一番大切です。みんなが正しいと言っていることに対しても、「自分は合点がいかない」とか、「いや、それはもしかすると間違いかもしれない」と疑問を持つ子どもは科学に向いていると思います。知識よりも思考の過程を重視するパズルは、最良の科学教材です。

そう考えてくると、知識を詰め込むだけの教育は、科学者になるのに必要な感性を鈍らせ、その芽を摘んでしまう恐れすらあります。競争によって知識の吸収を煽るような教育や、インターネット検索で表面的な知識を大量に吸収する学習では、繊細な科学の心は育たないと思います。

※18　リベラル・アーツ（liberal arts）　中世ヨーロッパに確立した、人間を自由にする教養で、文法学・修辞学・論理学・算術・幾何学・天文学・音楽の七科を指す。現代では、大学初年級の教養科目を指す。なお、西周《にしあまね》によるリベラル・アーツの訳語が「芸術（藝術）」。

前田　私なら、「引き出しを二つ用意しよう」と学生にアドバイスしたいですね。先生から教わって分かったことは一方の引き出しに入れます。そして、分からないことや不思議に思ったことは、もう片方の引き出しに分けて入れるのです。分からないことが解決したら、一方の引き出しに移します。

酒井　それは分かりやすくて、とてもよいアドバイスですね。その不思議の引き出しの方を大切にしたいところです。

前田　不思議の引き出しは、時々開けては整理したり分析したりするのです。その人が大人になったときに、社会に役に立つとか、新しいことを発見するとかにつながっていくのは、不思議の引き出しの中身ですよね。

酒井　科学者の本当の底力は、不思議の引き出しの方に何がどのくらい入っているかで決まると思います。

マジックと科学の接点

酒井　多くの人は、科学とマジックが水と油だと思っていることでしょう。見かけ上、科学は不思議を解明して、マジックは不思議を作り出すものですから。

前田　近代科学の始まりあたりで、錬金術のように黄金を合成しようと試みたり、不老不死の薬を作ろうとしたり、骨相学《こっそう》のように頭の形から性格を判断したりしたことを思えば、科学とマジックのルーツは似ていたのかもしれません。

ただ私の中では、マジックと科学は明確に分かれています。不思議な現象を発想するのに必要なのはマジックの感性です。一方、不思議な現象を実際に起こすのに必要なのは科学の力です。

酒井　小学生の頃、デパートのマジック・コーナーで、金属のリングがつながったり、外れたりするマジックを見て夢中になり、お小遣いをはたいて買ってみました。しかし、その説明書を読んでも、同じマジックとは思えないくらい、見たようには再現できないわけです。そのうち、リングが外れる瞬間と、「外れた」と観客が思うタイミングとの「ずれ」が不思議の発想なのだと気付いて嬉しくなりました。

前田　私は、縁日で見た、空の手の中からハンカチが出てくるマジックが不思議でたまらなかった。「掌中《しょうちゅう》のハンカチーフ」と呼ばれていましたね。昔はアセチレンのガストーチが縁日の照明に使われていて、その青白い光に浮かぶ赤いハンカチが神秘的で、非日常的な感じがしました。

酒井　今では至る所、照明が明るくなりすぎて、かつての暗闇の神秘や怖さが薄れてしまいました。自然界のからくりが白日の下にさらされすぎてしまうと、謎に対する感性が薄れるように危惧します。私が科学の道を目指す一方でマジックを愛するのも、「自然の力に対して人間が奢《おご》ってはいけない」と思う気持ちがあるからです。自然の力に比べたら、二一世紀になっても科学はまだまだ赤ん坊のようなものです。そう思っていないと、研究をしていても楽しくないですし。だから、「自分はこんなにいろいろなことを知っている」と威張るような学者には決してなりたくありません。子どものように喜々として、「不思議なことや面白いことが、こんなにあるんだ」と言っていたいのです。

前田　マジックが文化や芸術の一端として、科学の世界と接点を持ち続けるようでありたいと思います。私は、霊の力とか心霊写真とか、そういうことは一切信じません。しかし、文化として霊を考えた場合、ご先祖のお墓参りをしたり、初詣に行ってお守りやお札を授かったりすることに対して、「科学的に効果がない」と言うのは悲しいことだと思います。かつてダ・ヴィンチの時代には、文化や芸術と科学が共存していた部分が大きかったはずです。

酒井　ニュートンも神学や錬金術に熱心でした。

前田　テスラ[※19]は神秘現象に興味を持っていたようですね。

科学では合っているか間違っているかの答えが明確に出てしまいますから、神秘的な研究は批判にさらされてしまいます。一方、芸術家は、好き嫌いの問題として批判を回避したり、「伝統ですから」と言って文化の領域に避難できます。

酒井　もしそこで芸術家が普遍性の追究をあきらめなければ、科学との接点が生まれると思うのです。真《まこと》の文化、本物の芸術を目指すその先に、人間の合理性を追究する科学と出会って、共に真理に到達するかもしれない。その過程で、不思議さに対する感性が失われることはないでしょう。そうした科学と芸術の探究の両方に私は魅力を感じます。

前田　テレビ局のプロデューサーは、「前田さん、何か新しいマジックをやってください」といつも言うので、「新しいものはありませんが、とても古いものならありますけど、見ますか」と私は言います（笑）。昔に帰った方が、新しく感じられるということもあるでしょう。

酒井　原点に戻ったときに革新性を感じることはよくありますね。科学的な革命とは、原点とされる前提や常識を覆すものです。例えばアインシュタインの相対論が革命的だったのは、それまで独立だと考えられていた時間と空間が、運動によって連動して変化するということを明らかにしたからです。時間と空間は別だという基本的な考えが、二〇世紀になって初めて揺らいだのです。

二一世紀の生物学は、まだダーウィンの進化論の途上にあります。チンパンジーやサル、そして鳥などが人間に近い能力を示したという知見が発表されれば、ニュース性を持って

※19　テスラ（Nikola Tesla, 一八五六―一九四三年）　セルビア人の家庭に生まれ、アメリカで活躍した発明家。交流発電機や無線送信などで知られる。

報じられます。大多数の生物学者は、脳の構造や機能が、人間と他の動物でほとんど同じだと思って研究を続けています。

しかし、ネアンデルタール人のような人類の祖先が絶滅してしまった以上、人間と他の動物の間には、大きな断絶があります。サルやチンパンジーにマジックを見せても驚かないという事実は、その断絶にも関係しています。そもそも動物という視点では、人間の言語や知能といった様々な現象が説明できないのです。

ですから私は、「人間は他の動物と違う」という厳然たる事実をサイエンスにしないといけないと考えています。この考えに同調する脳科学者はまだとても少ないのですが、私は全く気にしていていません。それは、革命の前夜のような状況と似ているかもしれませんから。

前田　人間が他の動物と同じだということが科学者の間で常識になっているとしたら、それはマジシャンとしてはつらいです。それでは何を目指してマジックをやっているのか、迷路に入り込んでしまいそうです。

酒井　テレビでは、動物ばかりか科学者にマジックを見せてみる、という変な企画がありました。魔術師・超能力者と科学者、という対立の構図は、話題性がありそうだと考えたのでしょう。でも、対立から有益なものは何も生まれないと思います。

前田さんが教育テレビの科学番組（「科学大好き土曜塾」）に出演して、子どもたちにマジックの不思議な世界を紹介されたのは、素晴らしいコラボレーション（共同制作）だったと思います。それならば、科学者もマジック・ショーで共演して、マジックの妙味《みょうみ》を引き出すような貢献ができないものでしょうか。

マジックに関する脳研究は、アメリカなどですでに始まっていますが、脳科学とマジックの進歩に貢献するような発見はまだ成されていません。そもそも、「不思議」という感覚が脳のどこでどのように生じるか、全く分かっていません。例えば、脳のどこに損傷があると「不思議」の感覚に障害が起こるのか不明なのです。「どんなに凄いマジックを観ても不思議に思えなくて困っている」という症状を訴えて、神経内科を受診する患者が現れないものでしょうか（笑）。

前田　以前、認知症の方にマジックを見せたことがあります。介護士から、「選んだカードを忘れていても、許してあげてくださいね」と言われました。しかしその認知症の方は、健常者と変わらない反応をしたのです。驚くタイミングも全く同じでした。

酒井　それは、その一時だけ認知機能が戻るのではなくて、そうした人間的な能力が確かに保たれているのです。「不思議」の感覚は、とても高次の脳機能です。認知症や高次脳機能障害というと、すべてを失ったかのように思っている人がいますが、それは明らかな偏見です。

前田　それを伺って、さらに可能性が広がりますね。人間は頼もしい。

酒井　「言語」と「記憶」という基本的な脳機能すら、これまでよく混同されてきました。言語障害と記憶障害は、分けて考えなくてはなりません。相手の話の内容がよく理解できないからといって言語障害とは限らず、聴いている途中で記憶が途切れたりするのが原因かもしれないのです。

人間の言語や記憶の能力に対して、「不思議」や「美意識」という感覚がどのように関係するのか。我々はそうした脳機能の本質をまだ理解していないようです。それは、科学と芸術の両方の課題でもあります。

対談を終えて

脳が不思議を感じるとき

前田さんは、世界を舞台にするクローズアップ・マジシャン。演技は実に華麗で鮮やか。舞台上で無言で演じるタイプではなく、観客のすぐ目の前のテーブルで奇跡を起こしながらも、観客との間のユーモアあふれる対話を大切にする知的なエンターテイナーでもある。

多くの人は、「マジックを観る」と思うかもしれない。しかし、実際は「マジシャンを観る」のである。どんなに優れた手練《しゅれん》(sleight of hand)を身につけようとも、マジシャンの人柄や醸《かも》し出す雰囲気は、ストレートに観客に伝わる。前田さんのマジックが魅力的なのは、前田さん自身が洗練された気品を持つ日本の紳士だからだ。

初めてテレビで前田さんを観たとき、「何かが自分と似ている」という不思議な感覚を覚えた。その後、私の『科学者という仕事』(中公新書、二〇〇六年)に前田さんのことを書いたのがきっかけで、何度かお会いするようになったが、あの最初の感覚は変わらない。

マジックは不思議を味わう芸術であり、舞台芸術(performing arts)の一つだ。演劇を専攻できる大学はあるが、マジックを専攻できる所はまだ珍しく、韓国の東釜山《トンブサン》大学にあるくらいである。しかし、その歴史的発展や技法の深化を考えれば、学問的探究の対象になって当然であろう。

マジックで最も多く取り上げられる現象の基本は、物体の「消失」と「出現」である。物体の移動や復活の現象は、消失と出現の組合わせで表せる。他には、重力に逆らう浮遊現象や、予言・透視・テレパシー・念動などのメンタル・マジックがある。使われるそのすべての技法は、物理的に実現可能なのはもちろん、極めて合理的であって、永久機関のような机上の空論はマジックに含まれない。逆説的だが、物体を消失させるためには、ないものをあるように見せればよい。逆に物体を出現させるためには、あるものをないように見せればよいことになる。「セルフワーキング（self-working）」と呼ばれるジャンルのマジックは、説明手順通りにやっていけば、不思議な現象が自動的に起こるものである。初心者向けのものが多いが、中にはキラリと光る名作もある。セルフワーキングであるが故に、種や原理自体の解説がないものもあるから、一人で不思議を体験できるかもしれない。また、特別な技法を使わずにできるから、観客との対話を楽しむ余裕が持てる。マジックに興味を持つ人には、まずセルフワーキング・トリックを勧めたい。

最近、前田さんは「ブログよりもややフォーマル、原稿にするには個人的なこと」という新しいコンセプトのウェブ・サイト（http://h3m.jp/）を立ち上げた。サイト名のh3mとは「半径三メートル」の頭文字（ローマ字）で、クロースアップ・マジックの距離感を象徴している。この適度な距離感が、マジックの不思議さを一層強めるのだ。サイトの記事には、「二一世紀の距離感」と題して、前田さんの編集による私のインタビューが載せられている。

脳が不思議を感じるためには、少なくとも次に起こる現象を意識的ないし無意識的に予測できることが前提で、その予測を裏切るときに驚きが生じる。したがって、騙されるためには、経験や常識に基づいて予想したり、論理的に推論する知能が必要なのである。その意味では、マジックによって引き起こされる脳の変化を詳細に調べれば、人間の高次脳機能を解明できるかもしれないのだ。私は科学者として、この可能性に一番期待を掛けている。

（酒井邦嘉）

読書案内

前田知洋著『人を動かす秘密のことば』（日本実業出版社、二〇〇七年）

▼言葉はマジシャンの強力なアシスタント。経験に裏付けられた、心をつかむ言葉のルールが満載。

松田道弘著『トリックスター列伝』（東京堂出版、二〇〇八年）

▼マジックの歴史をたどりながら、アクロバティックな独創性を発揮した奇術師たちの数奇な生涯を紹介した読み物。

Ⅳ

なぜ絵画は美しいのか

日本画家
千住博

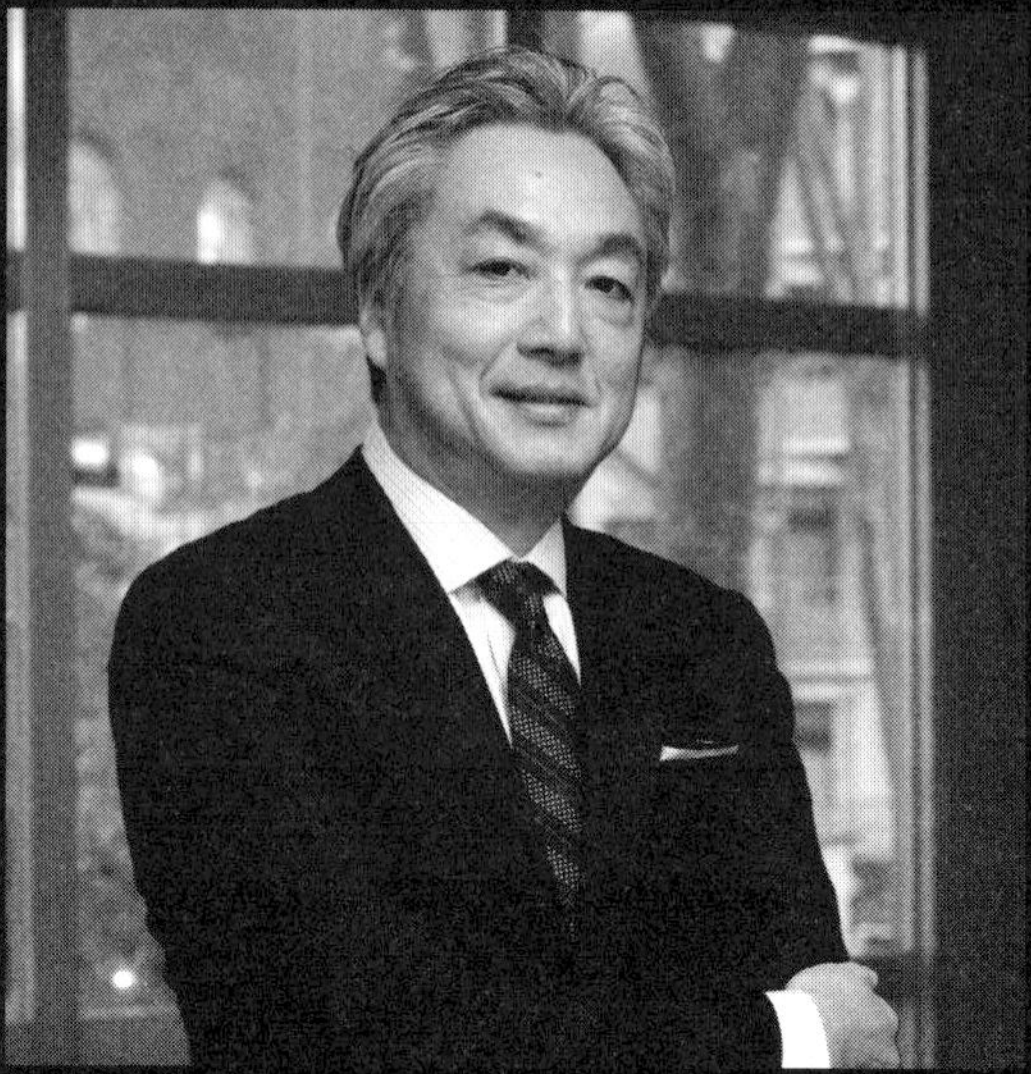

Hiroshi Senju

日本画家。京都造形芸術大学教授、元同大学学長。1958年東京都生まれ。1987年東京藝術大学大学院後期博士課程修了。1992年よりニューヨークを拠点に制作活動を行ない、1995年第46回ヴェネチア・ビエンナーレにて東洋人として初の名誉賞受賞。2002年大徳寺聚光院別院の襖絵制作。第13回MOA美術館岡田茂吉賞絵画部門大賞受賞。現在までニューヨークを中心に世界各地で個展、ビエンナーレ、グループ展、等多数。画集に『HIROSHI SENJU』(SKIRA イタリア)、『千住博　水の音』(小学館)、『千住博の滝』『千住博の滝以外』(求龍堂)、著書に『絵が教えてくれたこと』(講談社)、『わたしが芸術について語るなら』(ポプラ社)、『美術の核心』(文春新書)、『美を生きる』(世界文化社)等がある。作品はロサンジェルス現代美術館、サンフランシスコ近代美術館、国立国際美術館、神奈川県立近代美術館、大分市美術館、北海道立釧路芸術館、新潟県立万代島美術館、富山県立近代美術館、熊本市現代美術館、MOA美術館、山種美術館、等の国内外の主要美術館に収蔵されている。

なぜ芸術が必要なのか

酒井　千住さんはご著書で芸術や制作等について書かれていますが、それらは学問や生き方について自分が日頃考えていることとよく似ていて驚きました。「芸術は一人でやるもの、群れてはいけない」という信念も共通しています。

千住　私も同じ感想をもっています。酒井さんが書かれた『言語の脳科学』（中公新書、二〇〇二年）で、その「言語」という言葉を「芸術」と置き換えても、全て整合性が取れると思って、大変面白かった。科学の進歩によって研究対象がどんどん広がっていって、学問がさらに深みを増していく。今日のお話が、さらに研究対象を広げるきっかけになればと楽しみにしています。

酒井　千住さんは「切り口の独創性」という言葉を使われますが、これは研究で私がいつも意識して使っている言葉でもあります。独創性とは奇を衒《てら》うものではありません。『絵を描く悦び』（光文社新書、二〇〇四年）では、「大切なのは普通の人が見て、何で今までこれがなかったのだろうと思えるような、切り口の独創性」とお書きになっています。

千住　そこなのです。芸術は、何も人がびっくりするようなことではなくて、皆が忘れてしまっていること、忘れているけれども人々が必要とすることを提案できるかどうかで真価が問われるのです。「こんな単純なことが、実は本当に必要で大切なんだ」ということに気づかせるのが、とても大事なポイントです。

酒井 学問でも、「こんな基礎的で重要なことが、何で今まで分かっていなかったのだろう」というような切り口が大切です。芸術では、どんな基礎的なことが大切なのでしょうか。

千住 「美とは何か」ということを明確に言語化しようとして、私は大学院時代に洋の東西を問わず、美学関係の本を読みました。ところが、読めば読むほど分からなくなりました。どの本でも、「美」という話題について、遠くから周辺だけを語ったり、雰囲気だけを語ったりして、煙《けむ》に巻いているとしか思えませんでした。

ところがあるとき、堰《せき》を切ったように、丁度ゲームのオセロで駒が次々と裏返っていくように、「こういうことか」と分かってきたことがあります。芸術とか美というものは、まさに「生きる」という切実な本能なのです。美とは、生きていくことに対するメッセージです。

そう考えるようになった一つのきっかけは、コンピューター上の仮想世界がもたらす悪影響でした。仮想世界で伝えられることは極めて限定的で、視覚情報や聴覚情報のごくわずかな一部分にすぎません。空間の広がりや細部の質感、そして匂いなどは伝わらない。そういう中で育つ子どもたちが仮想世界と現実世界の区別をつけられなくなってしまったら、「生きる」という本能までもがおかしくなり、生と死の境が不確かなものになってしまう恐れがあるのです。なにしろタッチ操作一つで気に入らない存在は消せてしまうのです。

酒井　芸術や美のメッセージは、仮想世界の中で見失いがちな人間性の回復を促すのですね。

千住　それからもう一つ、仮想世界によって、私たちのコミュニケーションは希薄なものになりつつあります。コンピューターが普及するにつれ、コミュニケーションの希薄化が特徴的に浮かび上がってきたのだと思います。そこでは、芸術や美の役割がますます大きくなっています。

芸術とは、コミュニケーションのことでもあります。「美とは何か」「芸術とは何か」ということが端的に伝わることを目指して、私は絵の制作をしています。

酒井　インターネットや電子メールの時代になって、人々のコミュニケーションの問題がクロースアップされるようになりました。一方的な発信と刹那《せつな》的な「つぶやき」が溢れる現代だからこそ、かえって人間が見失ってはならないものが見えてきたことも事実です。

千住　こういう時代だからこそ、人間は芸術や美というものがなくては生きていけないのです。芸術や美は、単なる趣味や嗜好《しこう》ではありません。「壁が空いているから絵を飾りましょう」「耳が寂しいから音楽を流しましょう」といった理由ならば、芸術はとうに廃《すた》れているでしょう。芸術は、人間が人間として存在していくための最も本質的な条件と密接に関わっているのです。

酒井　ヴァイオリンやピアノの演奏会に行けば、多くの人がその演奏に聴き惚《ほ》れ、感動して、生きる勇気や喜びをもらって帰ります。それが芸術の力でしょう。熱心な音楽愛好家という一握りの人たちにしか伝わらないものではありません。音楽を聴いたり、絵画を見たりしたときの感動は、多くの人が共有できる根源的なものだと思います。

千住　その通りです。例えば、優れたワインは人間が生みだした芸術作品と言えるでしょう。しかし、その産地の人たちや一握りの人たちだけが、ワインの味を分かって楽しんでいるわけではありません。よいワインであれば、多くの人が美味《おい》しいと分かり、そのよさを味わうことができます。芸術とは民族や人種を超えて、思想や哲学も超えて、そのよさを誰もが享受できるものなのです。

酒井　芸術が普遍性を備えているからこそ、人々にあまねく伝わっていく。

千住　その一方で、文明が進むほどいろいろなものが分割され、さらに細分化されていきます。そして、分けなくていいものまでどんどん分けていって、「あなたは何人《じん》?」「あなたは何教?」などとどうでもいいことで分け始めてしまったのです。それが、互いの諍《いさか》いの原因になっています。権力や領土だけでなく、人種や宗教までもが紛争の原因になってしまいました。

そこで、「人間の共通項で語りましょう」と言うことが、芸術の重要な役割の一つなのです。音楽や絵画も、ワインや料理も、映画なども、すべての芸術とは、「人間」という共通項で語ろうではないかというものなのです。

私は、男女を区別する発想もあまり好きではありません。文学を男性文学と女流文学に分けたりする場合がありますが、日本古来の絵画でも男絵《おとこえ》（唐画等）と女絵《おんなえ》（物語絵等）のように、絵のジャンルを性別のように分ける言い方がありました。こうした区別が無用なハードルになってしまうのです。

そういうことを全部取り払って、いかに共通項で語るか。「インターナショナル（国際的）」「グローバル（世界的）」と言われますが、わざわざそう言わなければいけないこと自体が問題なのです。世界が一つならば、そもそも声高《こわだか》に言う必要がないわけですから。

酒井　私も「人間」と「言語」の普遍性を中心に据えて仕事をして来たので、「人間の共通項」は人間科学の原点でもあると思います。

芸術と学問の問いかけ

酒井　芸術の核心に「普遍性」があるからこそ、日本画も「世界画」として通用するのですね。それならば、技法や画材、そして画題の違いだけで日本画と洋画を区別するのも、無用なハードルなのでしょう。

千住　区別や差別をしないということは、考え方の多様性を認めることです。その度量がないから、ちょっと変わっているという理由だけで排除しようとしてしまう。多様性を認めることを第一に考えていけば、世の中は大きく変わると思います。

人々には、意見だけでなく好みもいろいろあります。好き嫌いもある。しかし、皆で味わって楽しむことができれば、それでよいのではありませんか。人間は多様であり、同時に同じ人間であるということ、この二重構造を伝えようとしているのが芸術なのです。芸術の面白さもここにあります。

酒井　最近私が出した『こころの冒険』（明治書院、二〇一二年）という絵本のテーマが、その二重構造でした。人間の心は多様ですが、同時に人間の脳の大本は皆同じです。未来を担う子どもたちにこそ、そのことを伝えたかったのです。

千住　実は、芸術はとても単純なことをやっているのです。「私はこう思う。皆さん、どうですか」と問いかけているのです。それは問いかけであって、答えではありません。芸術は、他人と仲よくやるための知恵なのです。

例えば、シェフが料理を作る。「私は、これが美味しいと思います。いかがでしょうか」と問いかけるのが料理です。それに対して、「本当に美味しい」とか、「ちょっと塩辛いな」とか、多様性に満ちた感想が返ってくる。褒められれば芸術で、貶《けな》されれば芸術ではない、というものではありません。感想の多様性を、芸術家のわれわれも理解しなければなりません。「私の作品が分からないとは何ごとだ」ではなくて、「分からない」という感想も大切なメッセージとして受け取らなければ。

酒井　その「芸術」を「学問」に置き換えても、同じことが言えますね。「私は、これが分かったと思います。いかがでしょうか」と問いかけるのが学問です。「それでは分からない」という感想も大切なメッセージです。世界は奥深く、思考や発見を積み重ねてもまだ見えないところが残っていて、「一歩踏み出した」ということを世に問うわけです。学問とは、分からないことを少しでも分かるようにすることです。

ただし、皆が勝手に意見を述べればいいというのではなく、「学問の進展」という確かな歴史観に基づいた問いかけであることが大切です。

千住　芸術は、一つ前の時代とつながっていればよくて、同時代の中では浮いてしまってもよいのです。同時代の潮流は、声の大きな人がミスリードしてしまっていることがありますから。歴史のふるいを通過してきた一つ前の時代とつながっていることで、その次に向かう可能性が生まれます。そのためには、人類が究めてきた芸術の道を一つの流れとして、しっかり勉強しておかなければなりません。

同時代で浮いてしまってよいからと言って、一部の現代アートのように何か突拍子もないことをやればいいというのでもありません。芸術や美は、人々を仲良く幸せにし、人々に生きる勇気を与えるものとして、何万年もの間、大切に守られてきたのです。その事実を忘れて、他人を侮るような表現がもてはやされるようでは、社会が病《や》んでいますね。

酒井　千住さんは『ルノワールは無邪気に微笑む』（朝日新書、二〇〇六年）に、「結果として自然に見えなければ、遅かれ早かれ歴史のふるいにかけられたとき、淘汰《とうた》されてしまう」とお書きです。自然であることは、最も大切な価値基準だと私も思います。

千住　ヴァルター・グロピウス[※1]は、「最も優れたスプーンは、最も無個性なスプーンである」と言っています。子どもも使えて、老人も使える。アイスクリームも食べられれば、スープも飲める。それが最も優れたデザインだと言うのです。

酒井　あるカレー屋さんで洒落《しゃれ》たスコップの形をしたスプーンが出されたことがありますが、持ち手の先端が角張っているため、手が痛くなって困りました。特に日用品のデザインでは、使い勝手の方が優先だと思います。

千住　デザインに個性は必要ないのです。同様に、絵画や芸術一般にも個性は必要ない。この点は多くの人が誤解しているところです。

酒井　学問も同じでしょう。単なる個性だけだと、自然から遠ざかってしまいがちです。

千住　「ちょっと変わったことを試したな」「見た目がちょっと危なそう」というものは結局、淘汰されていきますね。人々に本当に必要とされるかどうかが大切なことです。絵の持ち主が「この絵があれば私は生きていける。この絵は私を励まし、勇気を与えてくれる」

と思えるかどうかです。例えば、家が火事になったときに、その絵を持って逃げるかどうか。ヨーロッパで美術を守り後世に伝えたコレクターたちの中には、コートの脇に一枚だけ絵を忍ばせて戦火を逃れた人々が実際にいたのです。

別の言い方をすれば、芸術では「生きる」ということに対して、どれほど真摯《しんし》であるかが問われます。

酒井　サイエンスでは、「自然界」に対してどれほど真摯であるかが問われると思います。その典型は相対論です。アインシュタインは決して奇抜なことをしたのではありません。常識とは関係なく、何を正しいと考え、何を疑うのか、という切り口が独創的だったのです。光の速さは、電磁気学の法則で規定されるため、光を見ている人がどのような速さで動いているかによらず、一定でなくてはならないと考えました。そして、時間と空間の関係を根底から疑ったのです。このアインシュタインのアイディアが力学と電磁気学の流れに沿う発展であったからこそ、一〇〇年以上たった今でも、修正されることなく物理学の基礎を支えています。アインシュタインの場合は、「光の速さ」といった自然界の概念に対する想像力がずば抜けていました。

※1　ヴァルター・グロピウス（Walter Adolph Georg Gropius，一八八三―一九六九年）　ドイツの建築家。一九一九年に、バウハウス（建築の家）という学校を創立した。

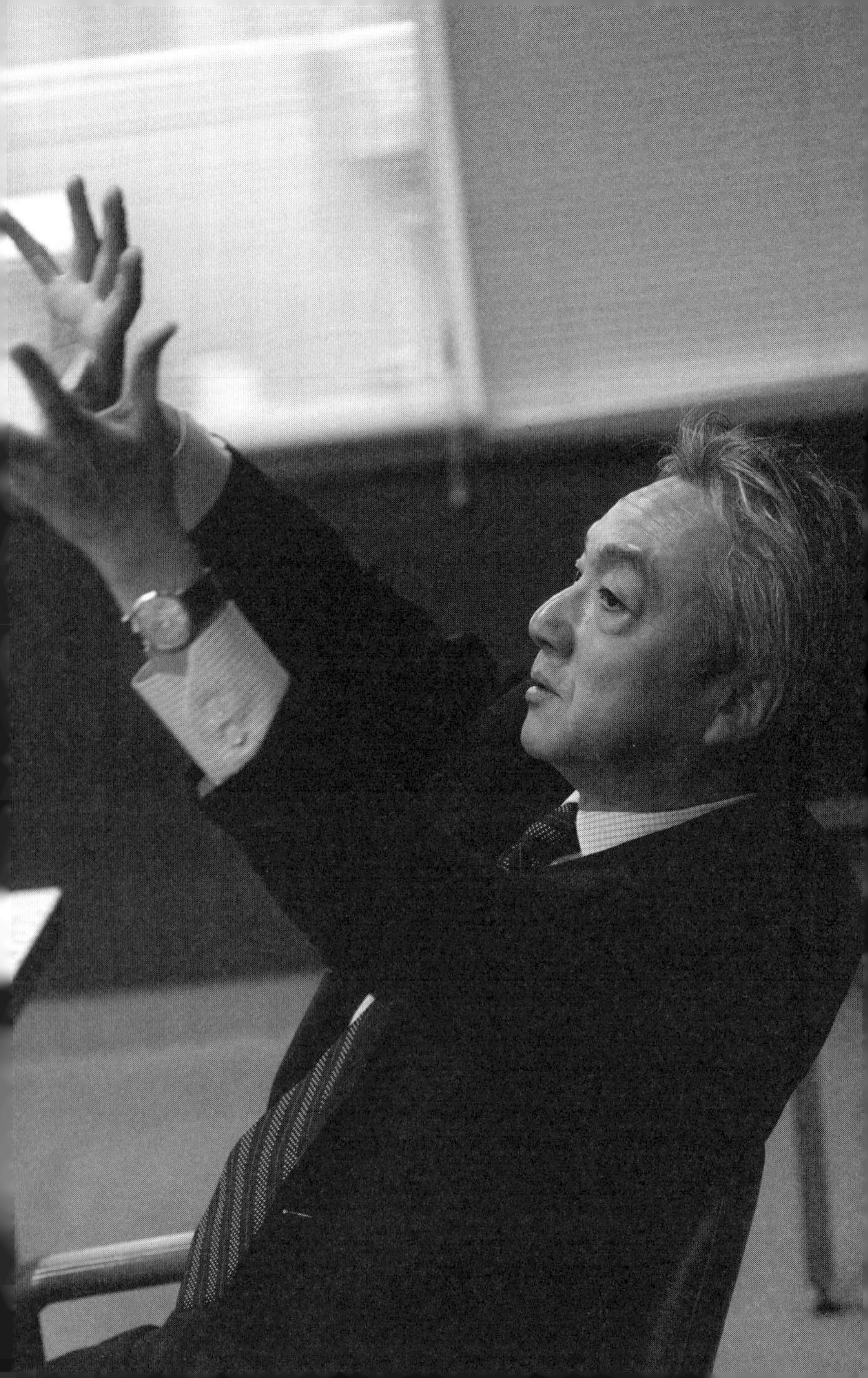

混沌から秩序へ

千住　美術は視覚芸術で、視覚の情報から豊かな想像の世界を私たちにもたらします。酒井さんの『脳を創る読書』（実業之日本社、二〇一一年）には、文字のように受け取る情報量が少なければ少ないほど想像力で補う必要があるとありました。絵画でも、平面から立体、一瞬の姿から時間的な推移といった、さまざまな想像力を働かせることが求められます。

今日こちらに来る前に、私は根津美術館で国宝の『那智瀧図《なちのたきず》』※2（次頁参照）を見てきました。改めて見て驚いたのですが、「ザーッ」という音が聞こえてきたのです。もう立ち尽くしましたね。とても鮮烈な感動でした。

酒井　絵から音が聞こえるのも、想像力のなせるわざですね。その絵は、右上の隅に大きな月が描かれていて、滝の上端が少しだけ曲がって月の方を向いています。滝が神々《こうごう》しく見え、その滝の源流が月にあるかのような、雄大な構想です。私は、月から地上に降臨す

※2　『那智瀧図』　一三〜一四世紀（鎌倉時代）の風景画（作者不詳）。神体《しんたい》としての滝を描いている。

るさまを想像しました。

滝の絵と言えば、今や千住さんの代名詞になっている『ザ・フォール（The Fall）』（一九九五年）や、『ウォーターフォール（Waterfall）』（一九九四年―）の作品群があります。東京・六本木にあるグランドハイアット東京に行って、壮大な『ウォーターフォール』（二〇四頁参照）をゆっくりと鑑賞して来ました。本当に素晴らしい空間で、洞窟調の入り口からの眺めも壮観です。都心の別世界のように感じました。

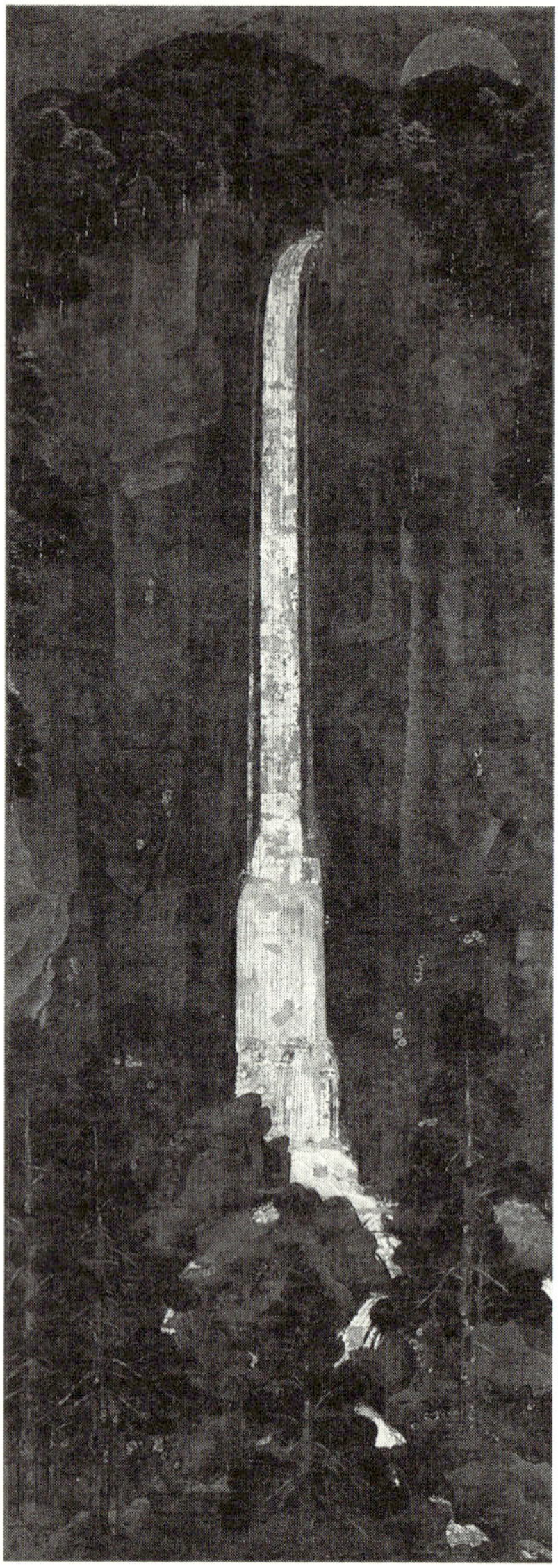
『那智瀧図』　13～14世紀　根津美術館所蔵

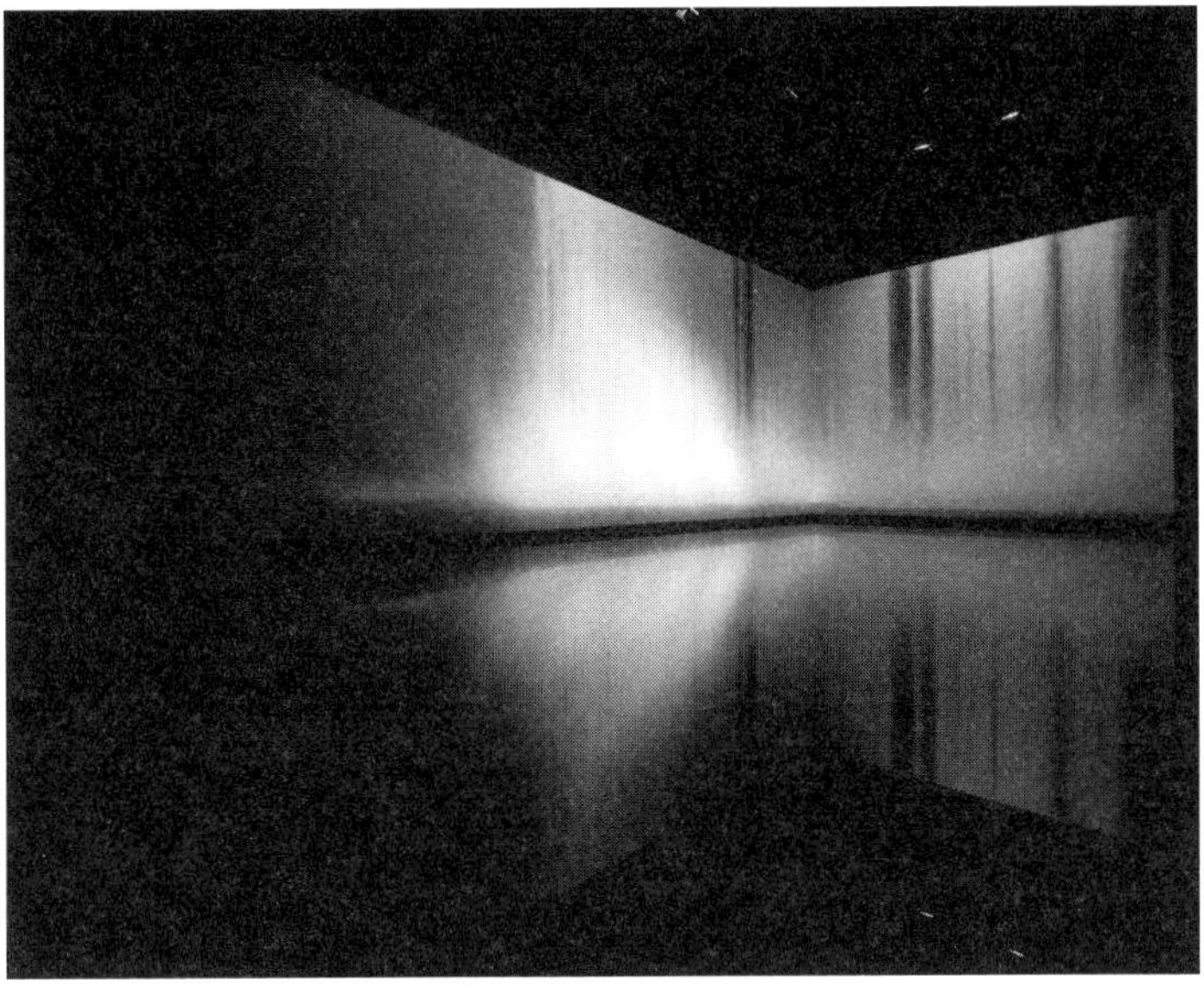

千住博『ザ・フォール』 1995年 作者写真提供

千住 先ほどの酒井さんの本にもありましたが、人間の脳は何万年も変わっていないのですね。原始時代の人たちが洞窟の壁に絵を描いていた。現代の人たちも、洞窟の壁画に対して同じ感性を持っているに違いない。同様の体験と感動を再現したいと思い、あの空間を真っ暗にして、まるで洞窟のように作り上げました。

酒井 天井のライトが星のように見えますね。

千住 人間が忘れてしまった、しかし一番大切な原点の記憶を呼び覚ますことによって、生きる活力が湧いてくるようにしたいと思いました。文明化により不自然になってしまった人間たちに、最も自然な、想像力のスタートラインのようなものを感じていただきたい。実際に洞窟の壁画を見て、私もそういう

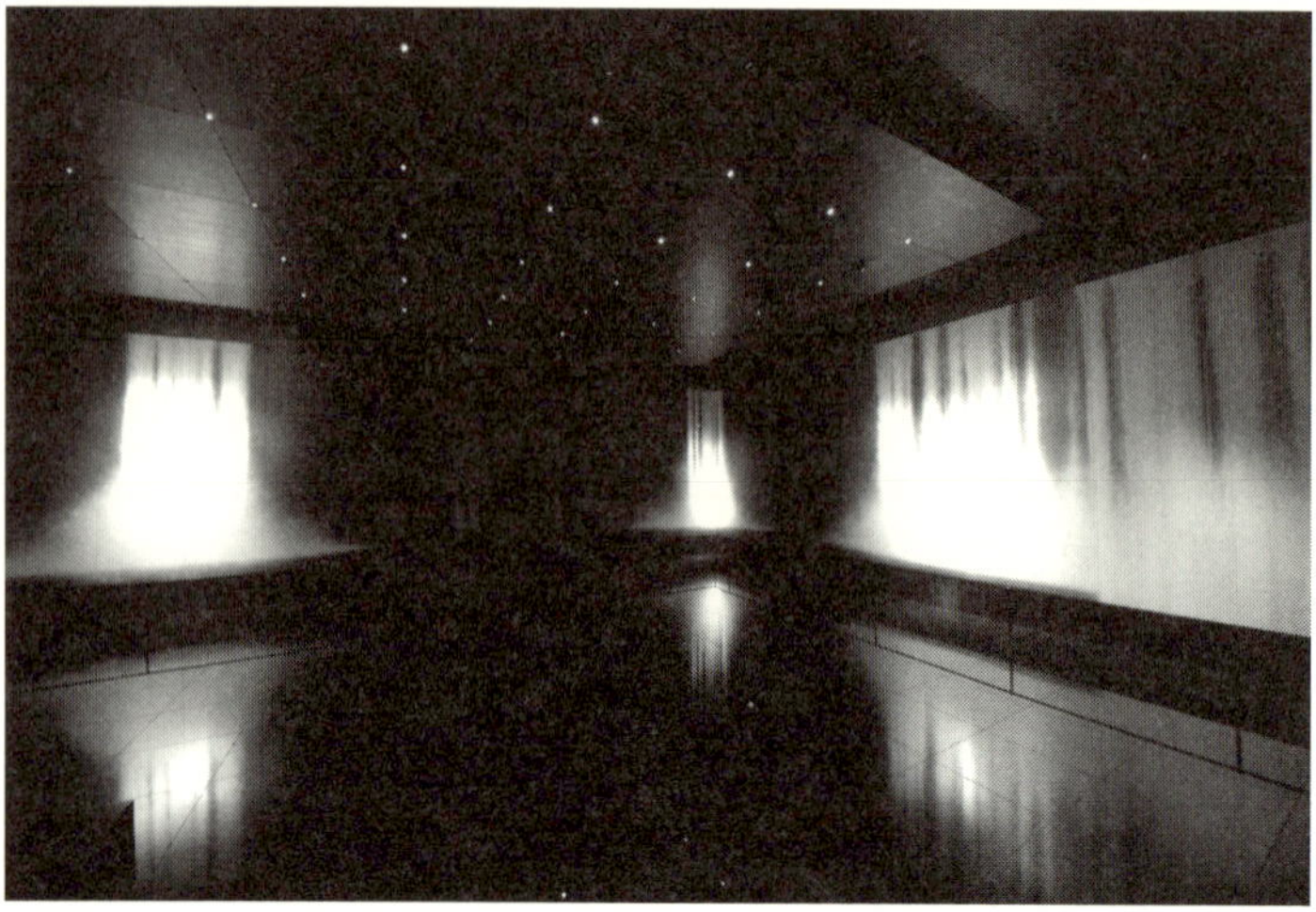

千住博『ウォーターフォール』 2003年　グランドハイアット東京所蔵　酒井撮影

原始の力を感じましたので、皆さんと分かち合いたいと思って作った空間なのです。ですから、私もよくそこに出かけます。

酒井　滝が重力によって上から下に落ちるのは当然ですが、その見え方は決して単純なものではありません。滝が勢いよく落ちると、途中で乱流（不規則で不安定な流れ）が起きますから、場所によって流れの速さや流量が変わります。岩にぶつかって跳ね上がる飛沫《ひまつ》が、落ちる滝と混ざり合う。そうした水の運動には多様性があります。

千住　そして混沌《こんとん》（カオス）もあります。全体的には滝として形が保たれているので、秩序ある混沌（chaotic order）です。この言葉を最初に私に教えてくれたのは、江崎玲於奈《えさきれおな》さんでした※3。それがきっかけで、物理や自然科学の考え方が、私の中で芸術と結びつきました。

私はよく学生に、「物事を整理してしまわないように」と言っています。「君が捨ててしまったそれは、消してはいけない」と。学生が「描いているうちに、消してしまいました」と言ったら、「その中に大切なものがあるかもしれない。消さずにバランスを整えていき、調和させていく。そこが勉強なんだ」と言います。

混沌を抱え込んだまま、その混沌に秩序を与えることが、絵を描いていくというプロセスなのです。この「秩序ある混沌」が芸術作品につながります。私たちの体も秩序ある混沌なのですね。

酒井　人間の脳も、一〇〇〇億以上の神経細胞があって混沌としているように見えますが、神経細胞の配列や脳の活動パターンに一定の秩序があるからこそ、合理的な行動や思考ができたり、言語や芸術などの創造的な行為ができます。

千住　速く流れる滝と、ゆっくり流れる滝。まっすぐ筋を描いて落ちていくものと、岩に当たって散り散りになって落ちていくもの。落ちる滝と、跳ね上がる滝。そこにはさまざまな相反するものがある。水を希望と見なせば、崖はそれを打ち砕く絶望となる。生があれば死があり、明《めい》があれば暗があるという二項対立が、滝にはあるのです。

酒井　そうした二項対立は、宇宙の万物に「陰と陽」を見出す東洋思想に関連しますね。

※3　江崎玲於奈（一九二五年―）　物理学者。半導体のトンネル効果（電子の波動性によりエネルギー障壁を越えること）を初めて実験的に発見した。

万物の起源は混沌であり、『荘子《そうじ》』では「渾沌《こんとん》」を未分化の自然と捉えていたようです。

千住　アフリカ最大のヴィクトリアの滝を発見したヨーロッパ人（David Livingstone）は宣教師でしたから、神や宇宙への思いを強くしたことでしょう。『那智瀧図』のように、昔の人は滝を見て神を感じました。実際に那智の滝を目にしたアンドレ・マルロー[※4]は、「アマテラス（天照大神《あまてらすおおみかみ》）だ」と呟《つぶや》いたそうです。

私は、滝は地球の象徴だと思っています。地球に適度な重力があるから、滝が美しく落ちる。加えて地球に水があるから、そこに生命が芽生えた。ただ、私が滝に惹《ひ》きつけられた最大の理由は、常に動いているということでした。風景の中でそこだけが大きく動いている。気になるのは人間だけではなく、他の動物たちも滝に何かを見出しているように思えるのです。滝には、そういう魅力があるように思います。

地球創生時の風景

酒井　千住さんは、『ウォーターフォール』の前に、大作『フラットウォーター（Flatwater）』（一九八九—九三年）をお描きです。どちらの作品も、最初の着想はハワイ島で得られたそうですね。

千住　ハワイ島というのは、今なお残る地球創生時の風景です。毎日マグマが噴き出して

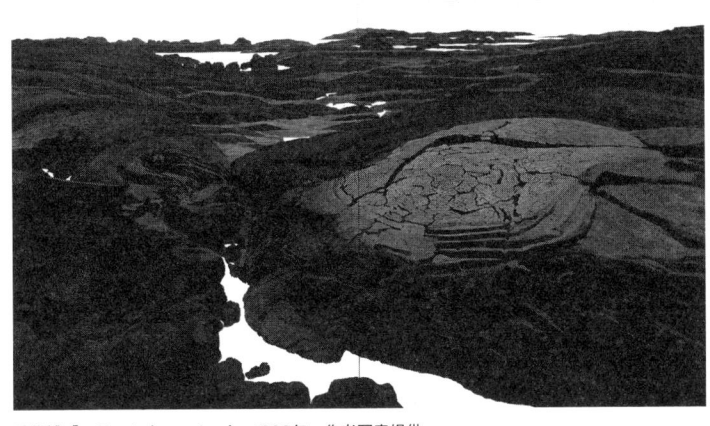

千住博『フラットウォーター』 1993年　作者写真提供

きて、海岸線が新しい形になっていく。ですから、そこは地球上で最も古い風景であると同時に、最も新しい風景なのです。四六億年という時の流れを意識し、頭の中で想像力を掻き立ててもらいたいというのが、『フラットウォーター』という一六枚の連作のテーマでした。

この絵を描いていた当時、ビデオ・アート（video art）などが新たに出てきたため、絵画は古臭いと思われがちでした。しかし、もし時間を表現できるのなら、絵画は決して古色《こしょく》を帯びたメディアではないと私は考えました。時の流れを描きたいという思いに駆られて、実景《じっけい》をできるだけ忠実に描いたのです。

※4　アンドレ・マルロー（André Malraux, 一九〇一―七六年）フランスの作家、政治家。一九七四年に来日した際、『那智瀧図』に魅せられ、那智の滝を訪れた。

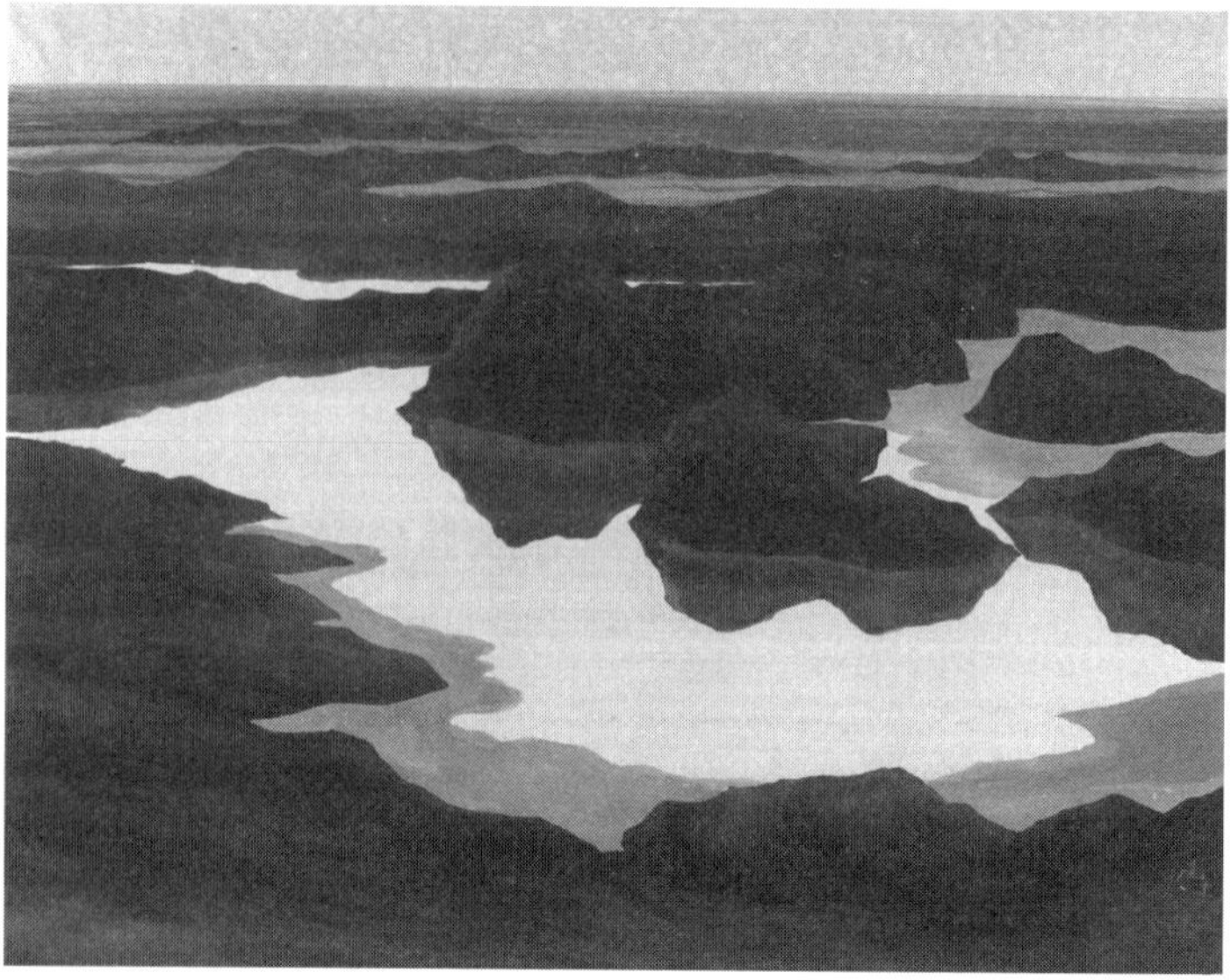

千住博『岩浜の朝』 1990年　作者写真提供

酒井　私はハワイ島で開催された脳科学のシンポジウムに参加したとき（一九九五年）、『フラットウォーター』とよく似た風景を見ています。空と海以外は、ほとんど白黒だけのモノトーンの世界でした。そこで、何か不思議な感動を覚えたことを思い出します。

千住　私が描いた場所は、現地の人たちが「ワイカプーナ」と呼んでいる神聖な所でした。英語では「フラットウォーター」、日本語では「静かな水」と言います。いくつもある池は、実は海水ではなく湧き水です。そのため、海のような波が立たず、潮位の影響も受けないのです。

たまたまそこに広い空き地があるのでヘリコプターで降りていったら、その特別な場所でした。風景自体に何かちょっと違う雰囲気があって、切実なメッセージを含んでいる風景に見えたのです。芸術の女神が、「あなたはここを描きなさい」と言ってくれたように感じました。

酒井　千住さんの初期の作品集『SENJU　千住博画集』（求龍堂、一九九〇年）に、『岩浜の朝』（一九九〇年）という絵が載っています。海水の池のようですが、『フラットウォーター』の萌芽のように私は感じられました。

千住　そのときは、全く無自覚にその絵を描いていました。もう定かではないですが、房総の海岸だったと思います。芸術の女神が私に何かヒントをくれようとしていたのに、私の心の準備がまだできていなかったのでしょう。

チャンスが来るとき

千住　以前テレビで観たことのある酒井雄哉《ゆうさい》さん（一九二六―二〇一三年）のお話ですが、終戦後、仕事に行き詰まり、東京の街を当てもなく毎日歩き回ったそうです。他の人には「そんな無駄なことをして何になる」と思われたでしょうが、その後四〇歳になって得度《とくど》しました（仏教徒になること）。それから千日回峯行《せんにちかいほうぎょう》という修行（七年間で地球一周分を歩いて山中の巡拝を続ける荒行《あらぎょう》）を二度も行って、大阿闍梨《だいあじゃり》（指導的な高僧）になられた。無心に歩き続けた経験があったからこそ、それだけの距離を走破できたのでしょう。「人生に無駄なし」と。

酒井　実際その酒井雄哉さんは、『ムダなことなどひとつもない』（PHP研究所、二〇一一年）という本をお書きになっています。どんな逆境でも、大仕事の前の修行だと思うことができればよいのですね。

千住　いつか役立つその日のために、どんなことでも準備や予習になるということです。それから、チャンスは二度来ると言われます。ある写真家が私に教えてくれたのですが、写真家の才能というのは、カメラを常に持ち歩いていることなのだそうです。シャッターチャンスが訪れたときに、カメラがあるかどうかが大事なのです。チャンスを逃したときには、「しまった」と思うことが大切。「同じようなチャンスがもう一回来たら、自分は絶対にそのチャンスを逃さないぞ」と思わなければいけない。

絵描きも同じです。「描きたい」と思ったときに、スケッチブックや絵筆を持っていなかったらお仕舞いです。しかも、よく失敗して見過ごしてしまうものです。とはいえ、「しまった」と思うことや過去の経験が、後に来るチャンスに対して常に心を準備させるのです。

酒井　『フラットウォーター』を描かれたときも、大きなチャンスを感じたのですね。

千住　それまでの経験で、「なるほど、岩はこうやって描くんだな。こういう絵の具を、こう使えばいいんだな」といったことが朧気《おぼろげ》にでも準備できていたからこそ、ハワイ島の風景を見て「これは描ける」と確信したのです。もう迷わずに、ぶれずに、ここを描くしかないと。

酒井　それは、パスツール[※5]の名言、"In the fields of observation chance favors only the prepared mind."「観察のある所では、チャンスは心構えのある者のみに訪れる」に通じますね。予めいろいろなことを頭の中で準備しておくと、予期通りのものが眼前《がんぜん》に現れたとき、ハッとすることでしょう。いわゆるインスピレーション（霊感）が「降りてくる」という感覚も、それとよく似た脳の働きだと思います。

千住　それには、いろいろ頭の中に抱えておくことが役立つのでしょう。

酒井　ラウターバー[※6]という研究者は、ＭＲＩ（磁気共鳴映像法）の基礎となる最初のアイディアが浮かんだとき、カフェにいたそうです。そのアイディアをテーブルにあった紙ナプキンに書き留めて、大慌てで研究室に戻ったといいます。

千住　それはとてもよく分かります。私たち絵描きは、アトリエに入ったときには、もう勝負がついているのですよ。アトリエに入って、「さあ、何を描こうか」と言うようでは

※5　パスツール（Louis Pasteur, 一八二二―一九五年）　フランスの細菌学者。生命の自然発生説を否定し、さらに免疫学の基礎を築いた。

※6　ラウターバー（Paul Christian Lauterbur, 一九二九―二〇〇七年）　アメリカの化学者。水素原子の核磁気共鳴現象を応用して、ＭＲＩによる画像化技術を初めて開発した。

手遅れなのです。私はジムで運動しているときに、絵のアイディアが閃《ひらめ》くことがあります。それをメモに残しておいて、創作に使います。いつも朝の六時頃から仕事場に入っていますが、アトリエで待っていても、閃くものではありません。チャンスはいつ来るか分からないので、頭の中のスイッチを常にオンにして、アンテナを張っていないといけません。

酒井　さらに現場第一主義と言いますか、できるだけアトリエにいて描く準備をするのも大事ですね。

千住　その準備も確かに大切です。東京藝術大学のときの恩師の一人の平山郁夫《いくお》先生[※7]から、「どんなに描けなくてもいいから、とにかく決まった時間中はアトリエにいるようにしなさい」と指導されました。とにかくアトリエにいれば、いろいろな閃きがさらに展開をしていったときに、具体的に絵を描くプロセスに入りやすいのです。

ただ、画家は人生そのものが製作のプロセスでもあって、毎日何を食べて、誰と話をして、どんな本を読むかということが大切なのです。有名な批評家の方に言われたのですが、「美しい絵を描きたかったら、美しい人生を過ごせ」ということなのです。美しい人生とは、活力のある日々、生きていてよかったという毎日を過ごすことで、その積み重ねです。

酒井　私も恩師から、科学者なら、まず研究室や実験室にいることが大事だと言われました。大学の日常は忙しいのですが、研究室で学生たちと議論することが一番大切だと思います。学生も、部屋でインターネット上の記事ばかりを見ているようではいけません。

千住　そのインターネットというのが、非常に歪んだ仮想世界なのです。若者たちは、生きているという実感がないまま、嫌いなものをたちまち消去できてしまうような仮想的な体験の世界に閉じ込められているのが現実です。嫌いなものと折り合いをつけ、理解し合おうとするのが実際の人生なのに。

酒井　人間の文明や発明が生活を楽にする一方で、人間に必要なものまでが切り捨てられている現実を感じます。

千住　文明が進めば進むほど、私たちは最も基本的なものを失ってしまっているのです。人間は、馬に乗るようになってから風景が見えなくなったと言われます。私は、新幹線の窓の外を眺めながら、通り過ぎる景色を何度もビデオに撮っています。実際に映像を見ていただくと分かりますが、普通はほとんど途中の風景を見ておらず、頭に入って来ていないのです。それが旅の現実であり、これを旅行と言えるでしょうか。旅行とは、A地点からB地点に行くということだけではないはずです。散歩であれば、「ああ、あの横丁の角にたばこ屋があって、その隣にいつも猫が日向《ひなた》ぼっこしているな」と自然に頭に入って来るものです。

※7　平山郁夫（一九三〇―二〇〇九年）　日本画家。広島の原爆投下で被爆し、平和の祈りをテーマに描き続けた。

酒井　東海道新幹線の場合、遠くに見える富士山は印象に残りますが、それ以外はほとんど覚えられませんね。映像の中では、手前に流れて行くものばかりに目が行き、情報量が多すぎて脳が処理しきれません。インターネットもこれに似ている気がします。人間の思考のスピードは、歩いたり走ったりするくらいで限界という感じです。じっくり見て味わい、考えるという人間の脳の特性は変わりませんからね。

千住　私は文明を否定しているわけでは決してありません。毎日インターネットを使いますし、そのお陰でニューヨークにいながら京都の大学などとやり取りができます。新幹線があるから、東京に家がありながらも、京都の大学で授業をやって、その日のうちに戻ってくることができる。しかし、それは人生のごく一部に過ぎないのです。こういう文明の中で積み残してしまったものを人々に思い出させ、人間の本来の姿に戻れるよう調律していくのが文化であり、芸術家の役割なのだと考えています。

美意識という本能

酒井　千住さんの『美は時を超える』（光文社新書、二〇〇四年）に書かれていましたが、「人間が「美」を作ったのではない。「美」、すなわち美しいと感じる「心」が人間を作ったのです」という言葉が印象的でした。脳にもともと美的感覚が備わっているからこそ、絵を描き、絵を観て楽しめる。その心こそが、人間を人間たらしめていると言えるでしょう。

千住　「美」という漢字は、「羊が大きい」と書きますね。三千年以上前にこの字が生まれた頃、遊牧民たちは羊と共に生活をしていました。羊は、その肉が食べられるし乳が飲める。毛皮は寒いときに身につけられる。そして、羊と一緒にいると心が優しくなれる。「美」というのは、こうした豊かさのことなのでしょう。

酒井　私も調べてみたのですが、「大きい羊」という説の他に、「美」で羊全体の形を表すという説もあるようです。いずれにせよ、羊の形や味のよさが「美」の起源になっています。

千住　味について「美味《うま》い」「美味しい」と書くように、美というのは、生きていく喜びでもあり、生きる上での理想です。美の感性を身につけたことで、人間は生きるということをはっきりと自覚するようになったのでしょう。

酒井　美の感性は人間にとって根源的なものです。私は、美意識をあえて本能と呼びたいです。

千住　そう、美はまさに本能です。人間が生きていくために必要な条件として、美があったのだと思います。南アフリカの洞窟から、貝殻に穴を開けて作られたビーズがたくさん発掘されています。七万五千年も前の話ですが、人類の祖先も我々と同様、自然のものを身につけて、美しく飾りたいと考えたのでしょう。お化粧も同じことです。化粧品のことを英語で「cosmetics（コズメティックス、英語では「ズ」と濁るのが正しい）」と言いますが、その語源は「cosmos（コズモス、宇宙）」です。自然の中で人間として自立していくための最初には、美的な感動があったと想像します。

酒井　その頃、すでに人間は言語を使っていたことでしょう。進化論を唱えたダーウィンが、「話すことは人間の本能である」とはっきり述べています。美意識と同様に言語が本能ならば、人類の祖先も美的な感動を言葉で伝えようとしたはずです。

千住　人類の祖先は火を扱えるようになった。ゆらゆらと揺らめく炎が岩陰を照らし、岩肌が牛や馬に見えたりする。彼らは松明《たいまつ》を手に持って、五〇センチくらいしか照らせない状態で壁画を描いた。描きながら美というものに気づき、その感動を他の人に伝えたいと思う心が芽生えていったのでしょう。

それから、手指で描くのではなく、口に顔料を含んでプッと吹きつけた痕跡も見られます。例えば、動物の口元に、吹きつけの技法で煙を描いています。ヨーロッパで洞窟の壁画が描かれたのは、およそ一万五千年から四万年前の氷河期ですから、その煙は口から出る白い息なのでしょう。私はエアブラシやスプレーガンを滝の描写に使っていて、それは現代の道具のように思われがちですが、吹きつけの技法は最古の表現法でもあるのです。

酒井　当時の吹きつけの技法は、壁に手を当てて描いた手形にも多用されていましたね。その時代は旧石器時代の後期で、ネアンデルタール人からクロマニョン人に交代した頃です。顔料には、さまざまな色の土が使われていますが、岩が風化して土になるので、日本画で使われている「岩絵の具」と基本的に同じなのですね。

ラスコー壁画の永続性

酒井　ここに、ラスコーの洞窟壁画[※8]について書かれた大判の本を持って来ました。どの絵を観ても、極めて高い知性と思考と感性を持って描かれています。そこで、ちょっと驚きの発見があるのですが、描かれているのは決して牛や馬だけではないのです。四角をきっちり描いて、中をさらに四角に分割しており、仕上げに彩色しています（次頁参照）。とても抽象的で、モンドリアン[※9]の作品（カバー参照）みたいですね。

千住　直線を描くこと自体、驚くべきことです。直線は、そもそも自然界には存在しないものです。これこそ、文明の第一歩です。人々は、絵を描くことによって一歩ずつ学習を

※8　ラスコーの洞窟壁画　フランスのモンティニャックで一九四〇年に発見された。一万五千年前の美術作品だと考えられている。

※9　モンドリアン（Piet Mondriaan, 一八七二―一九四四年）　オランダの画家。抽象絵画の先駆けで、黒の水平線と垂直線に赤・青・黄のみの彩色による作品が有名。

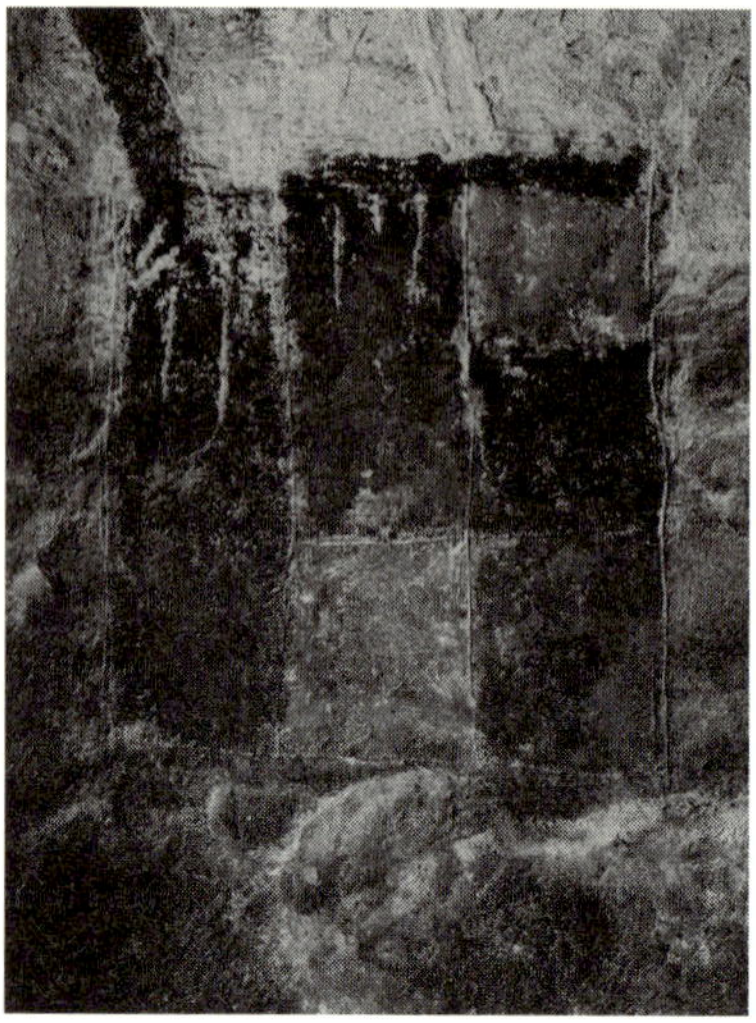

"The Cave of Lascaux - The Final Photographic Record" by Mario Ruspoli (Thames and Hudson, 1987)

していったのでしょう。

酒井　一次元の線同士が直角を作って、二次元の平面に組み上がったところも印象的です。

千住　直角ということの意識、そして四つの辺が同じ長さをした正方形という意識。西洋においても、正方形は文明の象徴なのです。それも、接している区画が全部違う色をしています。これは、高度な知能のなしえる技で、驚くべきことです。

酒井　ラスコーの壁画には、その他にも点や槍《やり》などのシンボルがたくさん描かれています。我々が解読できないだけで、そうした絵や記号が文字の役割を果たしていたり、全体として何らかのメッセージを表していた可能性がありますね。ヒエログリフ[※10]のように解読できる見込みはほとんどありませんが。

千住　洞窟壁画は、西ヨーロッパで見つけられたものだけで二七〇余りに及びます。アルタミラの洞窟[※11]には、「旧石器時代のシスティーナ礼拝堂」と呼ばれている場所があって、一頭の大きな野牛《やぎゅう》（ヨーロッパバイソン）がとても上手に描かれています。そして、その周りに、野牛が何頭も描かれているのです。これは、最初の絵をお手本にして、人々が絵の学習をしたものかもしれません。絵に優劣が見られることからも、対象物を図像で正確に再現する能力の発達や個人差が伺えます。

酒井　模範となる絵を周りの人々に伝えているのならば、表現者と鑑賞者のいる芸術が成立していますね。

千住　そうです。大きい空間の天井という、皆が見える場所に絵を描くことによって、情報を共有し交換しようとしている。そういう意味でまさに文明なのですよ。そこが芸術の出発点であり、同時に到達点だと思います。

酒井さんがお書きのように、人間の脳はこの頃からほとんど変わっていなくて、数十年で脳が進化することなどあり得ない。本当にその通りで、数万年も続く芸術の永続性を私たちは忘れてはいけないと思いますね。

※10　ヒエログリフ　古代エジプトで使われた聖刻文字。表音性を含む象形文字で、ロゼッタ・ストーンに刻まれたヒエログリフとギリシャ文字の対応を手掛かりに、ジャン＝フランソワ・シャンポリオンが一八二二年に解読した。

※11　アルタミラの洞窟　スペインのカンタブリア州にある洞窟内で、一八七九年に大規模な壁画が発見された。一万四千年以上前の美術作品だと考えられている。

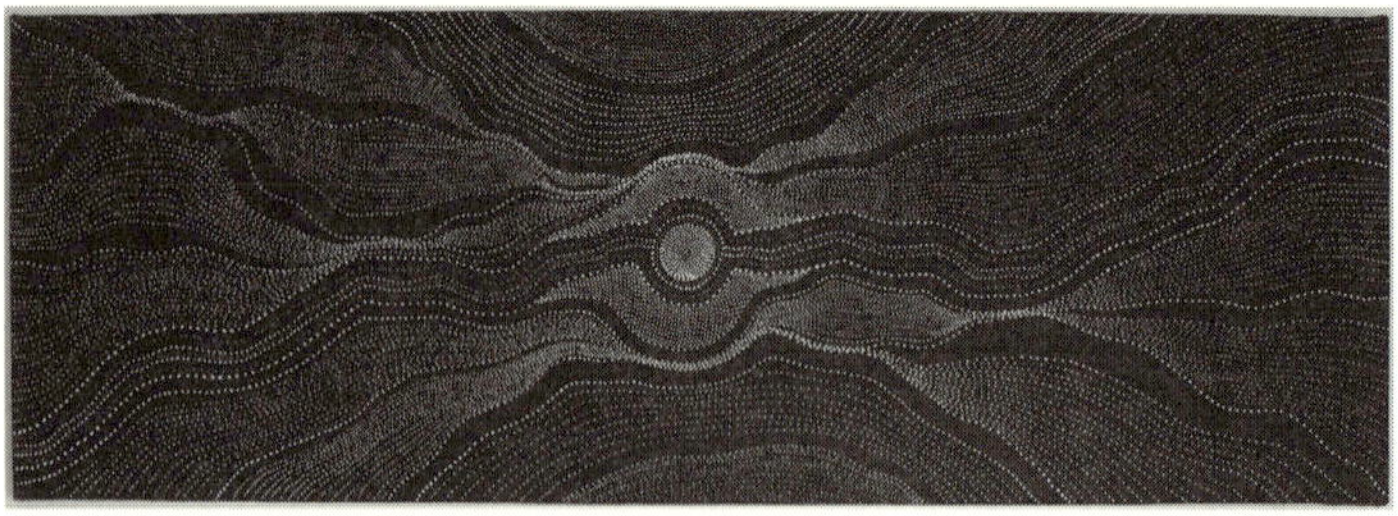

“My Country” by Anna Price Pitjara (2012)　酒井所蔵

アボリジナル・アートの衝撃

酒井　二〇一二年に初めてオーストラリアを旅行した際、アボリジナル・アート（aboriginal art）[※12]に衝撃を受けました。自然をモチーフにした抽象画が多いですが、とにかくエネルギーに満ち溢れているのです。構図にもインパクトを感じます。画廊で一番気に入った作品を買い求めて、毎日見ているのですが、全く飽きません。作者（Anna Pitjara）の故郷である峡谷を描いた絵だそうです。絵の中心に湖があって、両側から川が流れ込む風景だと想像します。その川が青で、川岸の岩壁らしき一線が赤になっている他は、白一色です。

　この作品は、すべて点だけで描かれています。制作途中の映像を見せてもらいましたが、まず麻布全体を黒く塗り、その上に白い絵の具を含んだスポイトで、曲線に沿って点を付けていきます。下絵がないのにもかかわらず、その点を打つ正確さと速さが尋常《じんじょう》ではないのです。横に並走する筋を見ると、縦にも点がそろっているから驚きです。そして、点の大きさと間隔の違いだけで濃淡が見事に表現されています。

千住　この絵から、いろいろなことを考えさせられます。まず、点を打つというのは、人間が自然と対話する上で、最初にある行為ではないでしょうか。洞窟壁画にも点を打っただけのものが多く見られます。図形として規則正しく打つようになると、例えば日本では、行儀文様《ぎょうぎもんよう》（細かい点が直線上に並び、斜めに交差する模様）になっていくわけです。

酒井　規則的に、しかも速く描いていると、考えている暇がないくらいですね。

千住　私もそうなのですが、描きながら考えるなどということはなくて、描いているという行為自体が考えるということなのです。このアボリジナル・アートの作者も、きちんと点を打つことで、なんとかこの宇宙を把握しようとしたのでしょう。そして、点を打つことによって埋めていったのは、空間だけではありません。時間もそうなのです。

酒井　作品を制作する過程は、丹念に時間を埋めていくということなのですね。

千住　これだけ大きな面積を点で埋めていくのだから、十分に時間と関わることができる。時間と空間の両方に関わることで宇宙につながります。宇宙の「宇」という漢字は「すべての空間」という意味ですが、「宙」という字には「無限に続く時間」を含めた意味がありますね。

※12　アボリジナル・アート　オーストラリア先住民は、文字を持たず、絵によって独自の文化を継承してきた。その流れを汲み、一九七〇年代よりキャンバスにアクリル絵の具等で描かれるようになった美術作品を指す。

芸術において、人間の思考というものは、非常に大きく発展できるのだと思います。主に音楽が時間に関係していて、絵画が空間に関係しているとしても、音楽は空間に、絵画は時間に発展できるのです。例えば、バレエという舞台芸術は、音楽的であるのと同時に絵画的でもある。そうやって空間と時間の把握をしようとする世界観なのだと思います。

それから、規則的に点を打つことで、整然とした直線が表れてくる。直線を発見したら、さらに波打つような曲線が見出される。

酒井　そしてその集合が面となり、テクスチャー（表面の質感）を作っていく。

千住　そう、そうやって頭が回転し始めるのだと思いますね。点を打った作品を見た仲間たちが、「自分だったら、点ではなくて、三角や四角でやってみよう」ということになるかもしれない。

酒井　アボリジナル・アートでは、それを葉の形でやった人（Gloria Petyarre）がいます。

千住　お見事じゃないですか。本当に素晴らしいですよ。

酒井　たくさんの葉で表された波打つような曲線が、まるで風が流れたように見えますね。

千住　風を感じることもできるし、ダチョウの羽根のような質感も感じます。先住民なら、カンガルーなどの動物の毛を撫《な》でたときの感触のような記憶もあったかもしれない。柔らかかったり、固かったり、動物だったり、植物だったり。または風の流れでざわめいてい

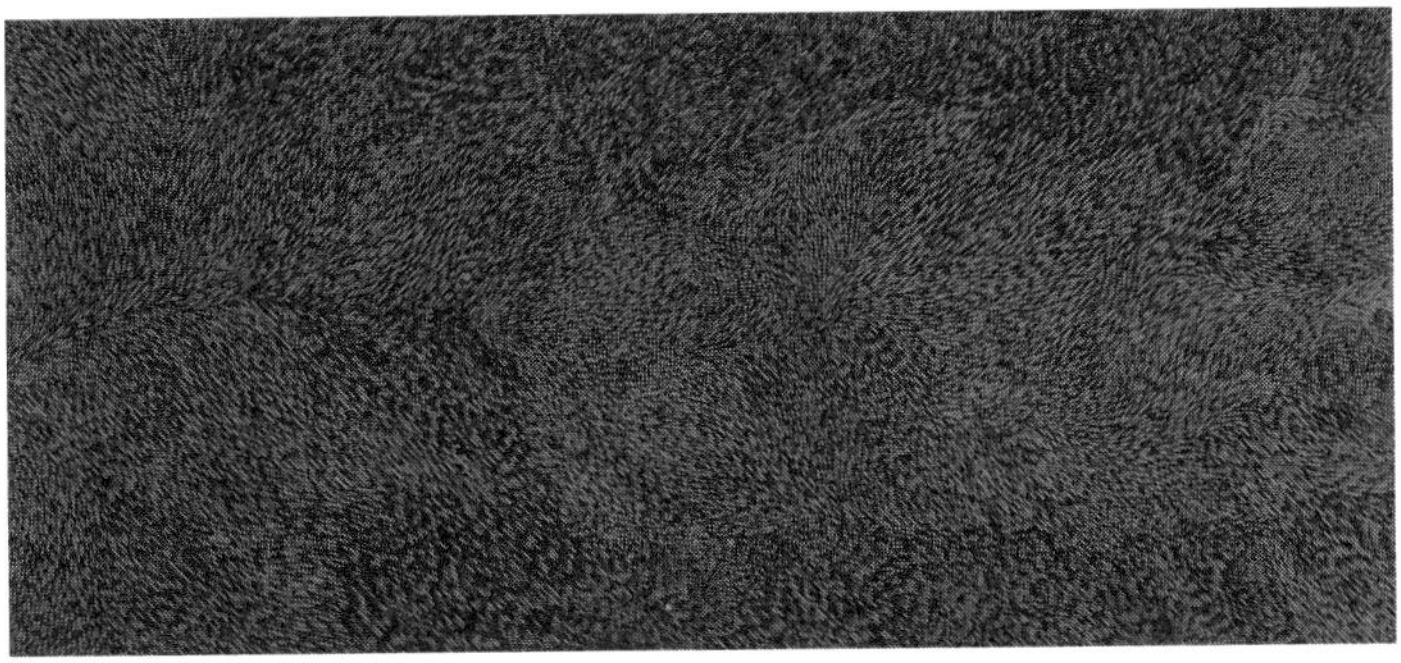

"Leaves" by Gloria Tamerre Petyarre (2002) from "Ancestral Modern - Australian Aboriginal Art" by Pamela McClusky (Seattle Art Museum & Yale University Press, 2012)

る草原だったり。芸術作品はそうしたさまざまな記憶を内包していて、作者の体験が鏡のように映し出されることでしょう。それも、混沌とした記憶が未整理のまま含まれてしまうのが芸術なのです。その芸術に対して客観的に秩序を与えたりするのは、批評家たちの仕事でもあります。芸術は、表現者の心の深層を表面化してくれるところがあって、面白いですね。

酒井　その混沌とした記憶が、自然というものに対する人間の把握の仕方なのだと思います。私は、記憶が心の核心にあると以前から考えています。千住さんの言葉をお借りすると、「美しいと感じた「記憶」が人間を作った」と言えるでしょう。「美」の感性には、本能的なものと後天的なものの両方があるのではないでしょうか。

千住　カンディンスキー[※13]や、パウル・クレー[※14]といった現代の抽象絵

※13　カンディンスキー（Wassily Kandinsky, 一八六六―一九四四年）　ロシア出身の画家。一九一〇年からの抽象絵画の始祖として有名。

※14　パウル・クレー（Paul Klee, 一八七九―一九四〇年）　スイス出身の画家。抽象と具象の狭間《はざま》を追究し、絵と文字を両立させる試みを行った。音楽一家でもあり、生涯ヴァイオリンを愛した。

画の画家たちもまた、混沌とした記憶を未整理のまま作品で提示していたと思います。芸術は発展するかもしれませんが、進化はしないのだと思います。やはり、人間の脳は何万年も変わってないわけですからね。

芸術はプロセスが命

酒井　音楽もそうなのですが、絵を描いて構成していくときの秩序も、人間の言語能力に支えられていると私は考えています。音楽で言えば楽章・楽節（旋律の単位）・モチーフ（動機）、絵で言えば全景・主題・ディテール（細部）といった階層性は、文章・文・単語という言語の階層性と共通点があります。ある芸術の要素に対して、それを含む世界をいくらでも広げられるように、その要素もまた、さらに細かく掘り下げられる。このような全体と部分の把握の仕方が、人間のユニークな特徴だと思います。

千住　芸術の共通点として、私はプロセス（過程）を重視しています。音楽も、一楽章から四楽章まで聴いてみることで、作曲家が描こうとした世界の全体像が追体験できます。映画もそうです。

酒井　絵画もプロセスが命なのですね。

千住　もちろん絵画も、結果だけでなくて、その制作のプロセスを見るということが大切です。日本の武道の「道」も、勝ち負けの結果だけではなく、道筋というプロセスが大切でしょう。

このプロセスという考え方が欠落しているのが、現代ではないでしょうか。工業製品は結果の完成度だけを求めがちです。工業製品化されたアートがとても多いですから、私たちは非常に厳しく峻別《しゅんべつ》していかなければならないのです。

こうしてお話ししているうちにも、どんどん頭が回転していき、酒井さんが今言われたような、より広い世界観や、より複雑な世界観が展開していくのも言語のプロセスでしょう。そして、さまざまな創造のプロセスを分かるようにするのが、芸術の役割なのです。

多くの人が勘違いしているように思いますが、美術というのは、「見えるものを忠実に再現して見せる」ものではありません。「見えないものを、なんとかして見えるようにする」のが、ヴィジュアル・アート（視覚芸術）なのです。同じように、音楽は、「聞こえないものを、なんとかして聞こえるようにする」芸術です。

ですから、「見えないもの」や「聞こえないもの」に対して、作り手が最初にどんな想像力を持っているかが問われます。制作に至るまで、どのような生き方をしてきたか、そのプロセスも大事なのです。人生のプロセスを通して、どんなことを見えるようにして伝えたいのか。

「桜をよく見て描きました」というようでは、単なる図解説明図です。桜の絵を通して、

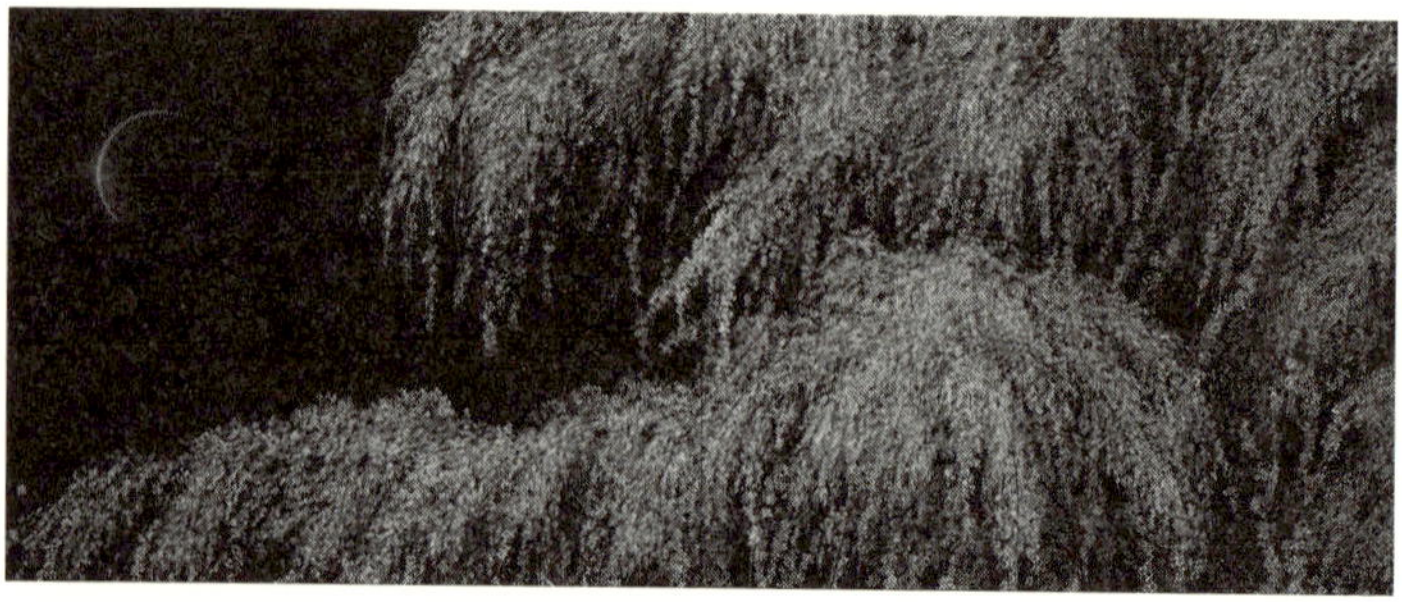

千住博『月下の夜桜』 2004年　作者写真提供

何が言いたいのかが問題です。「夜になっても、明かりに照らし出された桜は、こんなに美しいではないか」というように、絵でしか表せない、しかし絵になっていない思いを、なんとかして描こうとする。そこに、ヴィジュアル・アートの価値や面白みがあると思うのです。

酒井　私は、千住さんの『月下の夜桜』(二〇〇四年)が大好きです。

千住　昔、松明を点《とも》して夜に桜を見るという習慣はなかったでしょう。夜桜をライトアップして観るというのは、現代の日本の感性であり、「見えないものを見せる」照明デザインというアートの勝利なのです。夜桜の中でのドラマというのは、『源氏物語』の朧月夜《おぼろづきよ》もそうですが、昔から語られて来ましたから、そのような大切な感性を一つずつ実現させているのも文明なのです。

書と絵画の融合

酒井　二〇一三年一月に、東京都美術館で書の展覧会があり、座談会で書についてお話をする機会がありました。展示された数々の力作の中でも、一際《ひときわ》抜きん出ていたのが、千葉蒼玄《そうげん》さんの『3・11　鎮魂と復活』

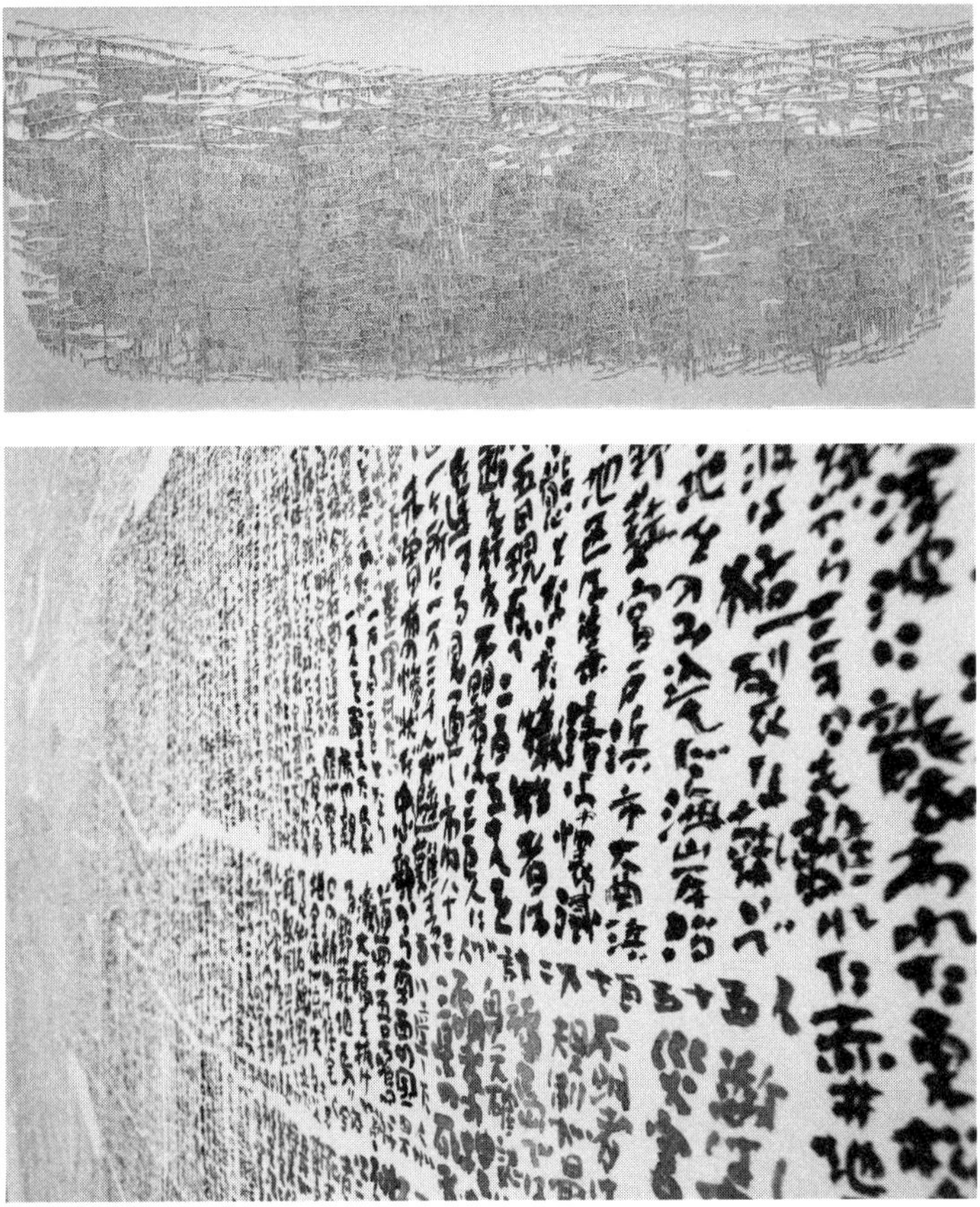

千葉蒼玄『3・11　鎮魂と復活』 2013年　作者写真提供

という、幅九メートル、高さ三・六メートルの大作でした。千葉さんは石巻市《いしのまき》在住で、二〇一一年の東日本大震災による津波で被災されました。作品を近くで見ると、震災に関する当時の新聞記事が、右から左へ、左から右へと、すべて墨《すみ》で書き取られていて、全景が大きな波のようになっているのです。壮大なモニュメント（記念碑）です。

私はこの作品を前にして、自然と涙が溢れてきました。そこには、痛ましい震災の記事に目を背《そむ》けることなく向き合い、人々に鎮魂の祈りを捧げ、そして創作に徹することで自らを奮《ふる》い立たせようとする作者の姿が、はっきりと目に浮かんだからです。先ほど千住さんが言われた「芸術はプロセスだ」ということが、本当によく分かりました。

千住　素晴らしさのあまり、私は言葉がありません。ただただ、見ることによって昇華される気持ちがあります。

酒井　こうした素晴らしい作品を「前衛」という枠で語ろうとすることに、私は疑問を感じました。現代の書は、文字性を失って絵画に近づいているということがよく非難されます。そして、「書は芸術であるが、美術ではない」といった明治時代からの論争も根強くあります。なぜ、芸術を愛する人々が共通項で語ろうとしないのでしょうか。なぜ、芸術の中を無理矢理分けようとするのでしょうか。

千住　私の友人に書家が何人かいて、書の展覧会もよく行きます。そのときに思うのは、やはり絵と書を同じ芸術として見ていますね。画面の構成といい、墨の発色のさせ方といい、

友葭良一『動的線条（語らうⅡ）』 2013年　作者写真提供

実際に仕事をしている立場から言っても、書と絵画に一線を引く境目は全くありません。

酒井　「墨に五彩《ごさい》あり」と言われますし、墨も絵の具と同じように見なせるのですね。

千住　水墨画は、中国で八世紀の唐代に生まれ、一一世紀の北宋の時代に一つの頂点を極めました。台北《たいぺい》の故宮《こきゅう》博物院に、当時の見事な作品が所蔵されています。そのはるか以前から、中国には二つの墨に因《ちな》む習慣がありました。一つはもちろん「書」です。もう一つは「墨流し」という技法で、水面に墨汁《ぼくじゅう》を流して紙に模様を染め付けるものです。この二つが合わさって水墨画となったのですから、書と絵画は昔から渾然一体となっていたのです。

例えば最も単純な文字である「一」を書くとき、筆の運びにはさまざまな可能性があります。それが絵に発展していくこともあるでしょう。

酒井　先ほどの書の展覧会で、まさにその「一」を発展させた作品がありました。友葭《ともよし》良一《りょういち》さんの『動的線条（語らうⅡ）』です。薄墨の背景に、真一文字の濃墨の線が屹然《きつぜん》と引かれています。さらに、一枚一枚がパネルとして独立していて、複数のパネルの配置を吟味しながら、新たな表現を創って行ったのだそうです。

座談会中に、美術の先生が「これは、どこが書なのですか」と問題提起をされました。会場に友葭さんがいらっしゃって、「特に何か変わった思いがあって制作したわけではありません。自分はこれまでずっと墨で字を書いてきました。その自然な流れとして、この作品があるのです」と答えられたのです。そのお答えを聞いて、私はハッとしました。

千住　素晴らしいではありませんか。そこが本当の所ですよ。もう理屈を超えて、素晴らしい作品だと思います。これが書という領域だけで語られていることが驚きなくらいです。

今年で百歳になられた篠田桃紅《とうこう》[※15]さんの作品を思い出しましたが、書と絵がもう完全に一体化しているのです。絵の中に書が入って、書の中に絵が入っています。金箔《きんぱく》の上に、墨で一本線を引いた作品もありました。

酒井　篠田さんのインタビュー（二〇一一年）にあった、「生きること、心を強く持つこと。そして情操を捨てないこと。人は動物とは違うのです。どうぞ、心を育ててゆく気持ちも大切にされてください」という言葉が心に響きました。

「情操」とは、人間が持つ最も高次の感情であり、美的な価値観や知的な能力を左右するものです。書と絵だけでなく、お言葉までもが一体化しているように感じます。

千住 書と絵の融合は、日本人に限りませんね。パウル・クレーやジャン・コクトー[※16]も、「文字絵」を本当に自由にやっていました。芸術は「一人、一ジャンル」なのです。一人一人の人間の多様性というものの一端が、芸術から見えてくるのです。芸術家を取り上げて、「日本画家だ、洋画家だ、書家だ」という分類はどうでもいいことです。アレクザンダー・コールダー[※17]が彫刻家なのか画家なのか、などという議論は不毛です。アレクザンダー・コールダーはアレクザンダー・コールダーだし、ジャスパー・ジョーンズ[※18]はジャスパー・ジョーンズです。芸術家として評価されるべき人たちが、ジャンルとジャンルの狭間に埋もれて

※15 篠田桃紅（一九一三年―） 美術家、随筆家。「書」から水墨の抽象画へと向かい、一九五〇年代にはニューヨークで制作を行っている。

※16 ジャン・コクトー（Jean Cocteau, 一八八九―一九六三年） フランスの芸術家。詩・小説・戯曲・評論から、絵画や映画に至るまで、幅広い創作活動を行った。

※17 アレクザンダー・コールダー（Alexander Calder, 一八九八―一九七六年） アメリカの芸術家。モビール（mobile）を発明し、「動く彫刻」を多数作製した。配色はモンドリアンの影響を受けている。

※18 ジャスパー・ジョーンズ（Jasper Johns, 一九三〇年―） アメリカの芸術家。一九六〇年代以降のポップ・アートの先駆者の一人。

いってしまうのは、非常に残念でなりません。

酒井　私は常に科学の境界領域を開拓してきたので、同感です。物理学科に進学した頃は、すでに生物方面に進む決心をしていましたし、脳科学から心理学や言語学へと関心が広がり、理系と文系の区別すらできない問題を研究対象とするようになりました。ですから、「それのどこが物理ですか？」という問いは無意味だとよく分かっています（笑）。さまざまなアイディアが新しく組み合わさる境界領域は、一番面白い。そういう自分の個性も関係しているのか、私は垣根にとらわれないものに惹かれます。

千住　文明の歴史では、細分化することによって理論化され、体系化されたというメリットはあったでしょう。しかし、素晴らしい仕事がニッチ（niche, 隙間）として扱われるのは、本当に困ったことです。私も、「これのどこが日本画なんだ」と言われ続けて三〇年が経ちました（笑）。

ウォーターフォールの新展開

千住　最近は、蛍光塗料なども使って描いていて、ブラックライト（青紫のガラスで四〇〇ナノメートル以上の波長の可視光をカットした蛍光灯）を当てると妖《あや》しく光るのです。現代の夜に相対《あいたい》する絵画表現となって、何とも言えない不思議な雰囲気が描けるようになりました。『ナイトフォール（Night Fall）』（二〇〇七年―）という作品です。

酒井　滝の部分に蛍光塗料を使われたのでしたね。その前には、滝に色を付けた連作『フォーリングカラー（Falling Color）』（二〇〇五年―）を描かれています。

千住　それは、ニューヨークの私のアトリエを訪れたオランダ人画家に、「色を使ってみてもいいいね」と言われたのがきっかけでした。その後ジムでトレーニング中に、映像の接続が切れてテレビ画面が青一色となり、そこに白い柱が映り込んだのを見たのです。その瞬間、「青い滝」が頭にはっきりと浮かびました。「いろいろなものにとらわれないように」と言っている私自身が、それまで「白い滝」にとらわれていたのです。大いに反省しました。

赤い滝なら、夕焼けの滝に見える。青い滝なら、月夜の滝に見える。金色で描くと、朝焼けの滝。緑色なら、森の葉越しの滝となります。

酒井　黄色の滝も、エネルギーに満ち溢れた感じがします。滝があると、虹も見えますね。

千住　そう、滝はたくさんの色になり得ます。我々は結局、自分たちが作った規則や見方にとらわれてしまいがちなのです。人間はどうしたら、とらわれずに発想できるのか。いつもこのことを、課題として抱えていますね。

酒井　夏目漱石の『三四郎』に、「熊本より東京は広い。東京より日本は広い。日本より……頭の中のほうが広いでしょう。とらわれちゃだめだ」というくだりがあります。頭の中で、どこまで広く、かつ柔軟に思考を巡らせられるかどうかが、とらわれない自由な発想や想像力につながると思います。

千住　保守的な日本画の世界は、膠《にかわ》（動物由来のコラーゲン）で溶いた絵の具（墨・岩絵の具・胡粉《ごふん》）を使わなければいけない、筆や刷毛《はけ》で描かなければいけない、大下図《おおしたず》（実物大の下絵）を作らなければいけない、といったことにとらわれてしまっています。それではもう、行き止まりになることでしょう。

しかし、文化というのは、常に一番外側で境界線を広げていった人たちの歴史なのです。そこに一番重要なポイントがあるにもかかわらず、同時代の人たちからは、「こんなものは日本画じゃない、こんなものは油絵じゃない、こんなものは俳句じゃない」と言われるわけです。しかし、最初にもお話ししたように、同時代にはそう言われても構わない。私たちはしっかりとした歴史観を持つことによって、一つ前の時代とつながっていればよいのです。

尾形光琳《おがたこうりん》[※19]は本当にいろいろなことを試した人だったので、使った絵の具がよく分かっていません。絵の具の固着材に何を用いたかも分からない。国宝の『紅白梅図屏風《こうはくばいずびょうぶ》』[※20]は、金箔や銀箔を使用したかどうかにさえ論争がありました。私の恩師だった杉山寧《やすし》[※21]は、岩絵の具も使いましたけれど、乾燥の早いガッシュ（gouache, 不透明水彩絵の具）を好んで使い、固着材には膠でなくカゼイン（casein, 乳固形分の主要タンパク）を使っていました。しかも和紙ではなくて麻布を使っていましたから、「こんなの日本画じゃない」と言われる代表格でしょう。東山魁夷《ひがしやまかいい》[※22]は、写真から構図を取ることで、日本画を現代に融合させていこうとしました。私たちは、こうした実例を知っておく必要があります。私は文化のフロンティアを広げようと努力していますが、それを説明する側には回りたくないのです。すでに広げられたフロンティアを後で追随する側にも回りたくない。しかし日本では、文化を継承する人々が高く評価される傾向があります。

酒井 私も科学のフロンティアを広げる仕事に重きを置きたいと考えています。

言語・思考・文化の関係

酒井 日本の芸術や武道では、「守破離《しゅはり》」という思想がありますね。型を守り、それをさらに破って、離れるという。

※19 尾形光琳（一六五八—一七一六年） 江戸時代を代表する絵師、装飾画家。大和絵《やまとえ》や水墨画から工芸品の装飾まで、多彩な作品を残した。

※20 『紅白梅図屏風』 尾形光琳による晩年の傑作。最近のX線による測定から、背景に金箔を貼り、川に銀箔を貼って、銀を硫化《りゅうか》させることで流水文様を浮かび上がらせていることが判明した（MOA岩見沢通信、二〇一三年二月号）。

※21 杉山寧（一九〇九—九三年） 日本画家。日本画の技法に革新をもたらした。

※22 東山魁夷（一九〇八—九九年） 日本画家。唐招提寺御影堂《とうしょうだいじみえいどう》の障壁画《しょうへきが》などの大作を手がけた。

千住　「守破離」だけですと、離れたときに糸の切れた凧《たこ》のようになってしまいますから、糸の根元《ねもと》をしっかり握りながら、どれだけ遠くまで離れられるかということが、守破離の本質だと思うのです。そうやって軸足をしっかり置いた上で離れてみると、初めて見えてくるものがあります。私が日本から離れてニューヨークで生活しているのは、日本と日本の文化を冷静に見たいからで、全く異質の環境に自分を置くことによって、自分は何者かということを考えたいからです。

アメリカでの日常生活を通して、「自分は普段、日本語でものを考えているんだ」ということを強く意識します。つまり、「日本語という言語で発想していたんだ」ということに気がつくのです。そうすると、日本文化というものは、日本語で考えられた文化だということが分かります。

酒井　言語は思考に影響を与えますから、人間の思考や発想を反映する文化もまた、個別の言語に左右されます。言語を普遍的な文法として捉えれば、文化の普遍性と関連しますし、個別の言語の視点からは、個別の文化の特色が浮かび上がって来ます。

千住　今お話ししながらも、確かに日本語の文法に基づいて考えているわけです。「私は」という言葉はほとんど使わないでしょう。ところがアメリカ人だったら、数秒に一回は「私は」と言いながら、自分の考えを述べることでしょう。

酒井　英語は基本的に主語を省略できませんが、日本語では可能なので、意味が明らかな場合に限らず、意図的に主語を曖昧にしておくことができます。さらに日本語では、動詞や否定形などが文末に来ることもあって、話しながら判断を保留したり、自分の主張を述べた後で和らげたりしやすいのです。断定的な言い方よりも、「何々のように思われます」というような婉曲的な言い回しが一般に好まれますね。結果として、日本語では一人称の主語が使われにくくなります。

千住　そういう日本的な発想が生む表現では、その人の主張がどこから始まって、どこで終わって、そもそも誰の話なのか分からない所もあるわけですが、それが日本文化の奥《おく》床《ゆか》しさにつながっている。そういうことにも、私はアメリカにいるお陰で気づいたわけです。

それに対して、英語では、「私は何々と考える。なぜならば、……」というふうに進んでいく。学問では、この方がいいでしょう。絵画で用いられる遠近法や透視図法もまた、欧米の「私がここからこう見ている」という視点を反映しています。

酒井　英語の姓名は名前の方が名字より前に来ますし、住所は家の番地が最初に来ます。自分や個を中心に考える発想が、絵画にも影響を与えるのは面白いですね。

千住　日本の絵画に独自の遠近法が生まれなかったのも、日本語的な発想と関係していて、視点が固定されていないためなのでしょう。山の下から見ていると思ったら、今度は山の上から見ていて、絵の中に両者が同じ大きさで入ってくるわけです。きっと描きながら歩き廻ったのです。

酒井　日本人に特有の想像力も影響しているのではないですか。

千住　その想像力の背景は何かというと、日本の風土なのでしょう。日本では、風が教えてくれる、雨が教えてくれる。そして、四季の変化というものがある。そういう自然の流れの中に身を任せる。自然の流れに沿う形のものが一番美しいのだという感性は、風土が生んだものだと思います。

酒井　仕切りの襖《ふすま》を開け放つと、大広間になって風通しがよくなるというのも、日本の風土に根ざした空間の使い方ですね。その内から外に開けた空間が人々の想像力を刺激して、自然の風物《ふうぶつ》を描いた数々の襖絵（障壁画）が生まれたのでしょう。襖絵が平安時代から現代まで千年に渡って描かれてきたというのは、驚くべきことだと思います。

千住　一方、西洋は石で囲まれた城壁の文化ですね。室内も固定した壁で囲まれています。それには、地続きで敵から攻め込まれやすく、戦乱が絶えなかったという背景があるでしょう。

酒井　そういった日本と西洋の個別性が、芸術の豊かさや多様性を生んでいることも確かですね。

千住　その通りです。個別性を尊重して、自分とは違う意見があるということの素晴らしさを互いに理解し合うということが、これから特に大切だと思います。

かつての欧米には、「日本では魚を生で食べる。なんと野蛮なんだ」という誤解がありました。もちろん、腐った魚を食べたら野蛮ですよ。しかし新鮮な魚なら、世界中の誰が食べても美味しいはずです。日本は、多種類の魚が獲れる。そういう風土文化だから、生で食べるのが一番おいしいということが分かっている。そういうことも、欧米の人たちにやっと分かってもらってきているのです。それは、お寿司がこれだけ世界で評価されていることからも明らかですね。

酒井　私が住んでいた頃、ボストンにも寿司屋が数軒ありました。ある夜、寿司屋に入って来たアメリカ人の親子が注文したのは、鉄火巻きだけが山盛りに載った大皿でした。魚の多様性までは理解していなかったようです（笑）。

「人間の音楽」の崇高さ

千住　細分化されて歪んでしまった現代の社会で、芸術の多様性というものが果たすべき役割は、とても大きいのです。それは料理、絵画、音楽、映画、ファッション、それらすべてに共通します。

酒井　一方、対立からは負の連鎖しか生まれないと思います。自分と違っているものをいかに理解し、結局その根は同じだということに気づいて、それを受け入れ、しかもよりよいものにつなげていく。その発想の転換は、国境のない芸術や学問、そしてスポーツこそが先導できますね。

千住　自分の所属する集団やその文化に対する愛情が高じて、極端にその優位性を主張したり、他者を排斥《はいせき》したりする思想を、「エスノセントリズム（ethnocentrism, 自文化中心主義）」と言います。その対立を上手く回避できないと、国境を隔てた国同士で挑発的行為を繰り返したりして、最終的には戦争になる恐れがあります。今までグレーゾーンだったものを、○か×かの二者択一で判断しようとする論調が増えてきていて、危機感を感じます。

そこにこそ芸術の存在意義があって、異なる者同士が調和を奏でるという発想が必要なのです。オーケストラがよい例ですね。ヴァイオリンやフルートやホルンのように全く異なる楽器のすべてが「一、二の、三」で音を出して、ハーモニーを奏でる。つまり、全く異質なものが美しいハーモニーを奏でることができるという知恵が、芸術からのメッセージなのです。「異質な人たちが心を寄せて仲良くやる」ということを分かりやすく顕現した、平和創造の切実なメッセージです。これを私たちが真摯に受け止めていかないと、人類は本当に滅びてしまうことでしょう。

酒井　西洋音楽にはいろいろな和音がありますが、その中で最も直接的な和音は、ユニゾン（同じ音による旋律）なのですね。個々の音は、その音質やオクターブが異なります。

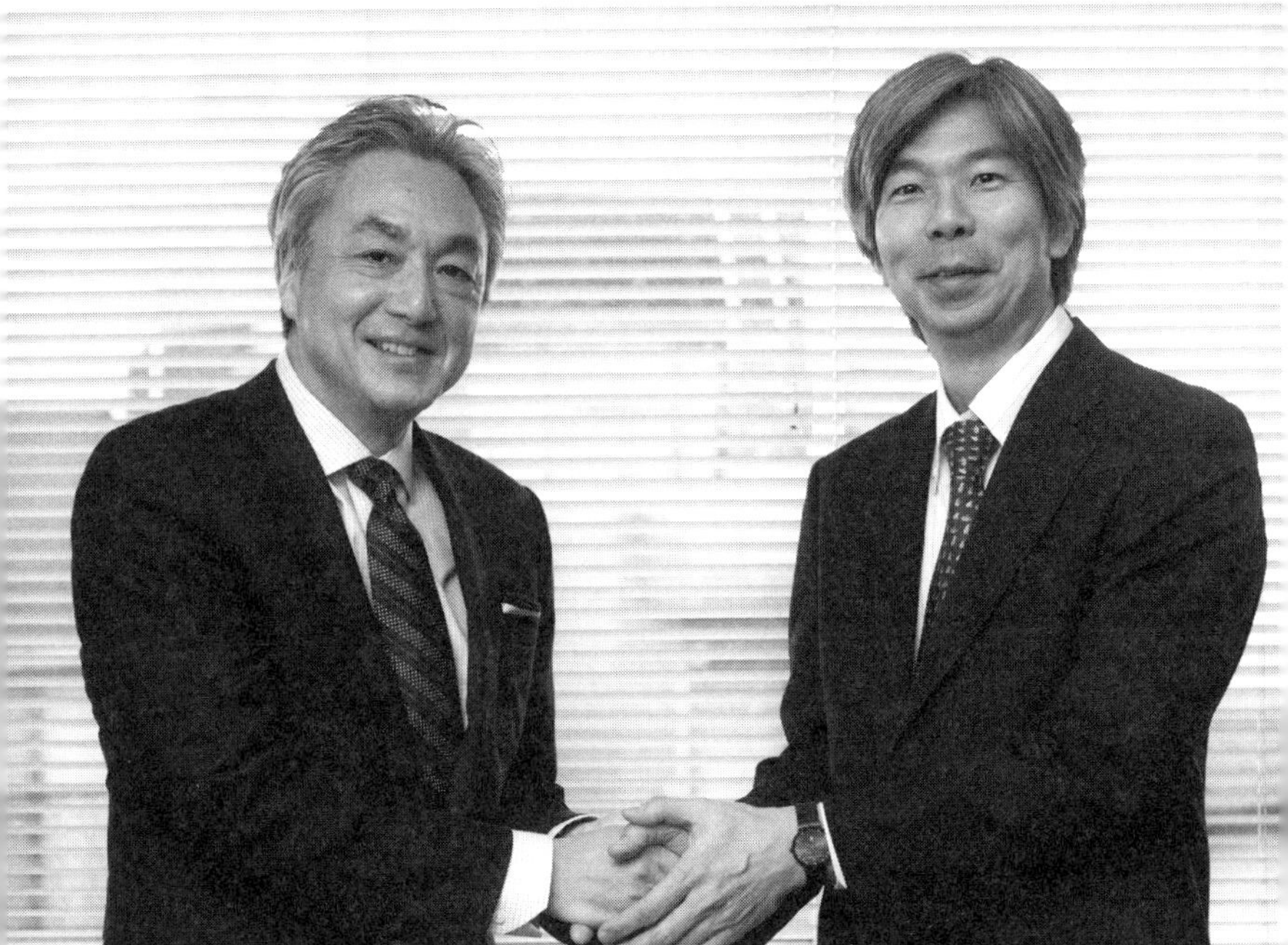

例えば、ベートーヴェンの『交響曲第五番』は、クラリネットと弦楽器全部のユニゾンで始まります。

千住　「ジャジャジャジャーン」ですね。

酒井　そのモチーフ（動機）が二度目に現れるときは、木管楽器が全部（フルート・オーボエ・クラリネット・ファゴット）になり、ホルンがユニゾンで加わります。それが展開部で最高潮に達した後は、さらにトランペットとティンパニを含む壮麗な全奏となって、ユニゾン以外の和声が進行していきます。これは、段階的な協調を訴えるベートーヴェンのメッセージとして、我々の心に伝わってきますね。そうして『交響曲第九番』の終楽章では、シラーの詩を借りながら、「すべての人間は兄弟となるのだ」という人類愛のメッセージに結実します。

千住　ベートーヴェンは本当に偉大なのですよ。そこには芸術というものの本当の凄みがあって、ベートーヴェンの作曲したものは、全ての音楽の頂点だと私は思っています。本当に必要な最小限の旋律とリズムと和音だけしかありませんからね。ユニゾンを奏でて、皆で同じことを語り合うのは、究極の平和のあり方なのです。もう、それは考えるだけでも感動します。

酒井　その意味で、ベートーヴェンの音楽は「人間の音楽」であって、ドイツ音楽やクラシック音楽という分類など必要ないわけです。だから日本人を含め世界中の人が楽しみ、どの時代の人々も聴いて感動できるのでしょう。

千住　ベートーヴェンは、ドイツ人として作曲したのではなく、人間として曲を書いたのです。だから、人々が同じ人間として、感動するわけですよね。ここに芸術の崇高な所があるのだ、と私はいつも考えています。

酒井　ヴァイオリニストの鈴木鎮一《しんいち》先生[※23]がベルリンに留学されていた頃（一九二〇年代）、ホームコンサートでブルッフのヴァイオリン協奏曲を弾かれたそうです。それを聴いた、ある老婦人が首を傾《かし》げて、「鈴木は日本という私たちとは全く違った感覚の中で成長した。それにも関わらず、彼の演奏から、私は確かにドイツ人ブルッフを感じた。いったいこんなことがあり得るのか」と言いました。すると、傍《かたわ》らにアルバート・アインシュタインがいて、「人間はみんな同じですからね」と笑いながら静かに言ったそうです（鈴木鎮一著『愛に生きる——才能は生まれつきではない』講談社現代新書、一九六六年）。

千住　素晴らしいお話ですね。余談ですが、私の祖父が留学中にピアノを弾いていて、アインシュタインが弾くヴァイオリンの伴奏をしたことがあるそうです。

酒井　二度の世界大戦の狭間で大変な時代でしたが、音楽は国境を越えることができたの

※23　鈴木鎮一（一八九八—一九九八年）　ヴァイオリニスト。ヴァイオリンの才能教育法である「スズキ・メソード（Suzuki Method）」を確立し、多くの門下生を育てた。

ですね。

芸術と人間性

千住　「芸術」という言葉は、「人間」に置き換えても意味が通ります。「私たちは皆同じ人間だ」ということを伝えようとする「芸術的発想」は「人間的発想」であり、「芸術的感動」は「人間的感動」のことを言うのです。

ところが、その本当の人間のよさというものを、私たちは忘れがちです。それを忘れないために、私たちの周りにはさまざまな芸術が展開をしていると考えて、芸術に対してもっと目を開いてもらいたいものです。

芸術は他人と仲良くやる知恵なのです。異質の人たち同士が、「それでも、私たちは同じ人間なんだ」という、共通項を再認識するための行為なのです。ベートーヴェンの『第九』のように、心を一つにして合唱したりすることこそが芸術ですね。

酒井　芸術は、人間だけが持つ能力です。その意味でも、芸術は人間と等価だと言えるでしょう。私の研究では、人間が動物とはどのように違うのか、どのような意味において人間がユニークなのか、ということが一つの切り口です。ところが大多数の生物学者は、人間がいかに他の動物と同じであるかを示そうとして来ました。そのようなアプローチでは、人間の特性をサイエンスで明らかにできないと私は考えています。

千住　動物と違って人間は、不幸に遭ったら、「なぜ自分だけが不遇なんだ」と不条理を感じることでしょう。人間は他人と比較するからです。

酒井　つまり、自分と他人を分けて比較するという精神傾向ですね。それが否定的に働けば不条理感ですが、肯定的に働けば優越感となることでしょう。「自分が一番偉い」と思うような錯覚は、不条理の感情と表裏一体だと考えます。エスノセントリズムは、エゴイズム（利己主義）やエゴセントリズム（自己中心主義）を集団や民族に広げただけで、根本はこの優越感と全く同じでしょう。

千住　そこで、その感情を調節するためにも芸術が必要だと思います。例えばオペラを聴いて、他人の悲劇を自分のこととして、悲しみを分かち合う。楽しみも、喜びも分かち合う。「私たちは同じ人間なんだ」と感じることが、芸術からの一番のメッセージとなるのです。

そもそも自己と他者を分けるのが悲劇の始まりで、「隣の芝生が青く見える」という感覚は、人間の脳が奇形化したためとすら私には思えます。際限のない競争が高度な文明を生んだのかもしれませんが、同時に同じだけの悲劇も生んで来ましたし、その悲劇が新たな不条理感を生み出しました。そういう負の連鎖を止め、悲劇を昇華させるためにも、芸術が存在しないといけませんね。

酒井　競争原理は人間性を奪うと私も考えています。そこに動物の闘争本能を持ち出して、「人間も動物だから、戦争をやめられない」などと主張するのは、明らかな間違いです。人間には愚かな点もあるが、動物の本能を上回る知恵もある。芸術がその知恵の代表だということです。

教育の現場にも競争原理が持ち込まれて久しいのです。先日、大学教育の指導的立場にある人が「教育の質は、競争的な教育環境を提供することによって維持される」と述べたのには、愕然《がくぜん》たる思いでした。これは、人間性を軽んじる考えです。東京大学の教養学部には音楽の講義がありますし、二〇一三年には囲碁に続いて将棋の講義が始まりました。リベラル・アーツには、「真の情操教育」が必須だと思います。

言語と芸術表現の連続性

千住　画家というのは、全てを絵で表現することによって、普通の言葉では伝達ができない部分にまで踏み込んでいくわけです。音楽家が、例えばヴァイオリンを弾くことで、上手く言い表せない心の機微を表現しようとするのと同じことです。

酒井　普遍的なメッセージというものは、表現者の心から鑑賞者の心へと直接伝わることと思いますし、それが芸術では大切なのでしょう。ベートーヴェンは、『ミサ・ソレムニス』

の自筆譜冒頭に、「心から生まれ、願わくは再び、心に至らんことを！」と書き込んでいます。

千住　一般に「非言語的」と呼ばれるような絵や音の表現も、「言葉」の一部として捉えてよいのではないでしょうか。

酒井　つまり言語と芸術表現の間に、はっきりした線が引けないということですね。

千住　ええ、線は引けないと思うのです。実際に、絵を描きながら、小説やエッセイを書く人もいますから。高山辰雄※24や東山魁夷も優れた文章を書いて多くの人を啓蒙しました。

酒井　芸術家だけでなく鑑賞者も、直感のみで作品に接する域を超え、じっくりと自分の言葉で言語化して味わうことで、創作の世界を再構築できるかもしれませんね。

千住　私たち絵描きは、絵の表現を言葉でも言えるのではないかと考えるものです。そして言葉で言えるのなら、もっと高度な言語化しにくい絵を描いてみたいと思うようにもなります。その狭間で絵と言葉の双方が高め合うのが、創作意欲にもなっています。

酒井　とても興味深いお話です。先ほどお話ししたアボリジナル・アートでも、絵とシンボルが一体となって、古代の神話が語られてきたそうです。おそらく絵を観せながら、神

※24　高山辰雄（一九一二—二〇〇七年）　日本画家。深い色彩による幻想的な画風で知られる。

話を紹介する語り部《べ》やシャーマン（呪術者）がいたことでしょう。そのシンボルは、要素を組み合わせることで別の意味になるので、文字と見なすことができます。例えば、「男＋女＋子」で「家族」となり、「家族＋家族」で「共同体」となります。さらに面白いことに、濃い色で描かれたシンボルは普通の人ですが、白で描かれたシンボルはシャーマンを表します。

書の展覧会で伺ったのですが、最近は漢字の起源となった古代文字が流行なのだそうです。二一世紀になって、文字のもっと根源的なものから、書の原点を見出そうとしているようで、興味深いと思います。具象的な物の形を大胆に抽象化して文字にしていく発想は、絵画の抽象化にも通じると思います。

千住　書も絵画もヴィジュアル・アートですからね。一方、ハングルなどの場合は音を表す文字ですね。

酒井　世界中の文字の中で、発明者が知られているのは、ハングルだけです。韓国ドラマ『根の深い木』（二〇一一年）で描かれていたように、新しい文字の創製は茨の道だったようです。民衆が簡単に覚えられるような文字を世宗《セジョン》大王が発案したわけですが、漢字に固執する臣僚《しんりょう》たちの猛反対を避けるため、公布までは文字の開発が秘密裏に進められたということです。覚えやすい文字にするため、発音時の舌や口の形を徹底的に研究して、文字記号に反映させていく。余分な要素を削ぎ落として単純化したハングルには、機能美があります。

千住　文字も図像として、人々に伝えていくための手段ですからね。そこは同じ人間ですから、よく見れば、各国の文字に共通する特性や思想が現れていると思います。

酒井　千住さんの『星のふる夜に』（冨山房、一九九四年）は文字が一切ない絵本ですが、自由な想像力が一層掻き立てられるように感じました。その主人公となる鹿は、どのようなモチーフなのでしょうか。他の作品でも、鹿を好んでお描きになっていらっしゃいますね。

千住　鹿は、農耕民族には神に通じる特別な存在ですし、平和の象徴であるという思いが私の中にあります。絵本は、人類史上最高のメディアの一つだと思います。この絵本の試みには、絵巻物を現代に蘇《よみがえ》らせたいという意図もありました。

酒井　幅広い読者の想像力を育むという意味で、絵本などのメディアは新しい芸術の展開になりますね。

対談を終えて

生きる活力としての芸術

千住さんは、ニューヨークにアトリエを持つ世界的な日本画家。作風は実に流麗で繊細。しかも大胆に美術表現のフロンティアを拡大し続けている。すでに多くの大作を手掛けられ、その質と量共に「一人、一ジャンル」の千住ワールドを確立している。

一般向けの美術入門書も多数書かれており、「芸術とは何か」という直接答えられそうにない難問にも明快な答えを提示する。千住さんの本を初めて読んだときから、自分の思考法に最も近い方だと感じていた。

今回の対談を機会に初めて千住さんとお会いして、その理由がよく分かった。第一に群れないこと。第二に本業専一《せんいつ》。第三に言葉への情熱。それに加えて音楽面での共通点もある。ベートーヴェン好きだということ。ヴァイオリンを弾くこと。あとは私にカラオケ好きが加われば完璧なのだが……。

高校から大学にかけて自分の進路を決めるときに大切なのは、「親を説得すること」である。親を説得できないくらいなら、その道に進んで人々を説得できるはずがないからだ。私の家族には学者がいなかったので、四年の大学を出た後に、さらに五年間を大学院で過ごす、ということから親を説得しなくてはならなかった。千住さんの場合は家族に学者がいたが、絵描きの道に進むということで親を説得しなくてはならなかったという。その辺の思考法もよく似ている。

芸術も学問も、自らの「発見」を伝えるという点では、同じ仕事である。千住さんは、大学での美術制作への指導で、豊富な比喩を用い、さまざまな要素を列挙しながら、いつも熱を込めて説明しているに違いない。私も、学生との実験や論文執筆から講義まで、いつも言葉が溢れてくる。

先日（二〇一三年八月）、軽井沢千住博美術館を初めて訪れた。『星のふる夜に』（冨山房、一九九四年）の原画がすべて物語順に展示されている。私の一番のお気に入りは、絵本の表紙になった情景である。星空と湖面の間に境がない。その天と地が一体となった静謐《せいひつ》な背景の中に、ぽつんと鹿一匹の孤独感。

近作の『クリフ（cliff，崖）』（二〇一二年）の連作は、特に圧倒的な存在感を示していた。「揉《も》み紙《がみ》」の手法を用いて、皺《しわ》だらけにした和紙（雲肌麻紙《くもはだまし》）に岩絵の具（黒く焼いた群青《ぐんじょう》）を塗りつけてゆく。そうすると、紙の凹凸が岩肌を模した陰影のテクスチャーや立体感を生み出すのである。人間業《わざ》とも思われぬ自然な表現に言葉を失った。千住ワールドは、すでに全く新しい段階に入っていたのである。

公開されたばかりの『ザ・フォール（The Fall）』（一九九五年）は、縦三・四メートル、横一三・六メートルに及ぶ壮大な作品である。その展示スペースは、「イスタンブル地下宮殿」として知られるバシリカ・シスタン（東ローマ帝国の巨大貯水槽）をモチーフにしたという。作品の前の床に水を張り、その水面《みなも》に映る滝がまた素晴らしい。訪れた人々が腰掛けて、ゆっくりと見入っている。若い人は比較的早く席を立つが、ほとんどの人は席を立つ気配すら見えない。ここでは時間がゆっくり流れているように感じられた。

それから数日して、巨大な滝の夢を見た。幅が狭く落差のある日本的な滝である。それが窓越しに圧倒的な迫力で眼前に広がっていた。夢を見ているという感覚が全くなく、目が覚めても、まだ目を閉じればその残像が見えるかのような現実味があった。今回の美術館の企画展が「Waterfall × Waterfall 展」だったので、その作品群がしっかりと私の脳裏に焼き付いていたのであろう。こればかりは、画集を観ているだけでは起こり得ない体験であった。音楽をライブで味わうのと同じで、絵画の鑑賞は美術館で原画に触れなくてはならない。

千住さんとの対談であらためて分かったことがある。芸術は、「楽しければよい」という程度の趣味の延長ではない。生きる活力そのものなのである。千住さん曰《いわ》く、「芸術が〝単に余暇を過ごす暇つぶしや何となく必要なもの〟程度の存在だったら、芸術などという概念はとうの昔にすたれています」(『Falling Color』二〇〇六年)。

(酒井邦嘉)

読書案内

千住博著『絵を描く悦び——千住博の美術の授業』（光文社新書、二〇〇四年）

▼「才能というのは、得意・不得意、上手・下手には関係がありません。いかに夢中になって取り組めるかということなのです」という千住さんの言葉は、すべてに通じる。

福田繁雄著『福田繁雄　DESIGN　才遊記』（DNPアートコミュニケーションズ、二〇〇八年）

▼デザイン界の巨匠、福田繁雄（一九三二—二〇〇九年）のユーモアとアイディアに満ち溢れた仕事を総覧する本。その知性と感性は、福田美蘭《みらん》（一九六三年—）へと受け継がれた。

おわりに——人間・言語化・対話という共通性

芸術についての対談を元に本を作るというアイディアは、二〇一一年頃から頭にあったが、すぐには具体化しなかった。翌年の五月に『東大エグゼクティブ・マネジメント　課題設定の思考力』（東京大学出版会）という本が出て（私はその一章を担当）、その編集をされた小暮明さんが研究室にいらっしゃった。そのときに新しい本を作りたいとの依頼を受けて、次のような構想を具体化させることになった。

おそらく、一人で音楽家・棋士・マジシャン・画家のすべてを生業《なりわい》とする人は、世界広しと言えどもいないだろう。趣味でもよいから、「音楽・将棋・マジック・絵画」のすべてを愛する人がいるならば、それは私とよく似た精神傾向の持ち主ということになる。つまり、ほとんどの読者にとっては、これら四つの芸術が目指すものはどこか異なるように感じられることだろう。そこで、この四分野を合わせて一つの本にすれば、芸術というものがいかに渾然一体としたものであるかが示され、「芸術の力」の核心に一歩迫れるだろうと予想した。

この構想の実現のためには、四人の芸術家の協力が不可欠であった。それも、世界レベルでそれぞれの道の奥義を究めている方々からご協力頂くことができ、このような本にまとめられた。結果として、編集者と私が驚くくらい、対談の要点が共通していることが浮き彫りとなったのである。

その共通点とは、第一に、「人間」としての体験が芸術を生み出すということである。芸術について語ることは、人間について語ることに他ならない。第二に、「言語化」の重要性である。もちろん、創作の過程を含めたすべてが言語化できるわけではないが、少なくとも言語化が芸術の創作活動を支えていることは疑いようがない。そして第三に、芸術は「対話」である。音楽は指揮者と演奏者、そして聴衆との対話であり、将棋は対局者同士の対話であるし、マジックはマジシャンと観客の対話である。絵画は絵描きと鑑賞者の対話である。

§

ここで、前書きで述べた三つの仮説について検証してみよう。

①芸術は人間固有の脳機能によって生まれる。

これは、第一の共通点から支持される。もちろん人間も動物であり、他の動物と共有される脳機能によって生命が維持されている。しかし、芸術のような高次脳機能を、動物の持つ一般的な認知能力や運動能力で論じることはできない。芸術は人間固有である。

②芸術は人間の言語機能を基礎とする。

これは、第二と第三の共通点から支持される。対話が成立するためには、意識的にせよ無意識的にせよ、言語化が根底になくてはならない。芸術を生み出す創造力もまた、人間だけが持つ言語機能を基礎としているのである。

③美的感覚は芸術を支える心の機能である。

これは、対談の全体を通して見えてきたことである。人間がユニークなのは、言語だけではない。言語を支える心の機能もまた、人間に固有な能力であり、その一つに美的感覚がある。音の調和を楽しいと感じ、深遠な妙手に感動し、不思議なマジックに驚き、そして絵画を美しいと感じる感性は、言語化の能力を超えており、芸術の創作力の源泉となっている。

§

二一世紀を迎えた現代ほど、芸術の必要性を声高《こわだか》に訴えなくてはならない時代はないかもしれない。民族同士や宗教の対立がさらに激化している現状は、最初から文化の多様性を認めて対話を旨とする芸術の精神がない限り、解決は不可能であろう。また、コンピューターによる極端な機械化や電子化が進む中、人間は本来の人間の姿を見失い、言語による対話の能力すら退化させようとしている。そうした危機感を背景にして、学問は芸術と手を携え、人間の言語や心の本質を明らかにしていかなければならない。

§

最後に、日々の創作活動に多忙を極める中、快く対談をお引き受けくださり、対談記録を本にする作業にご協力をいただいた対談者の皆様に感謝したい。対談は二〇一二年一〇月から二〇一三年二月にかけて、東京大学出版会（当時は本郷キャンパス内にあった）の会議室で行われた。編集を担当して頂いた小暮さんと田中順子さんをはじめ、写真撮影や本の製作でお世話になった方々に、この場を借りて御礼を申し上げる。

平成二十五年　九月　東京・駒場にて

酒井邦嘉

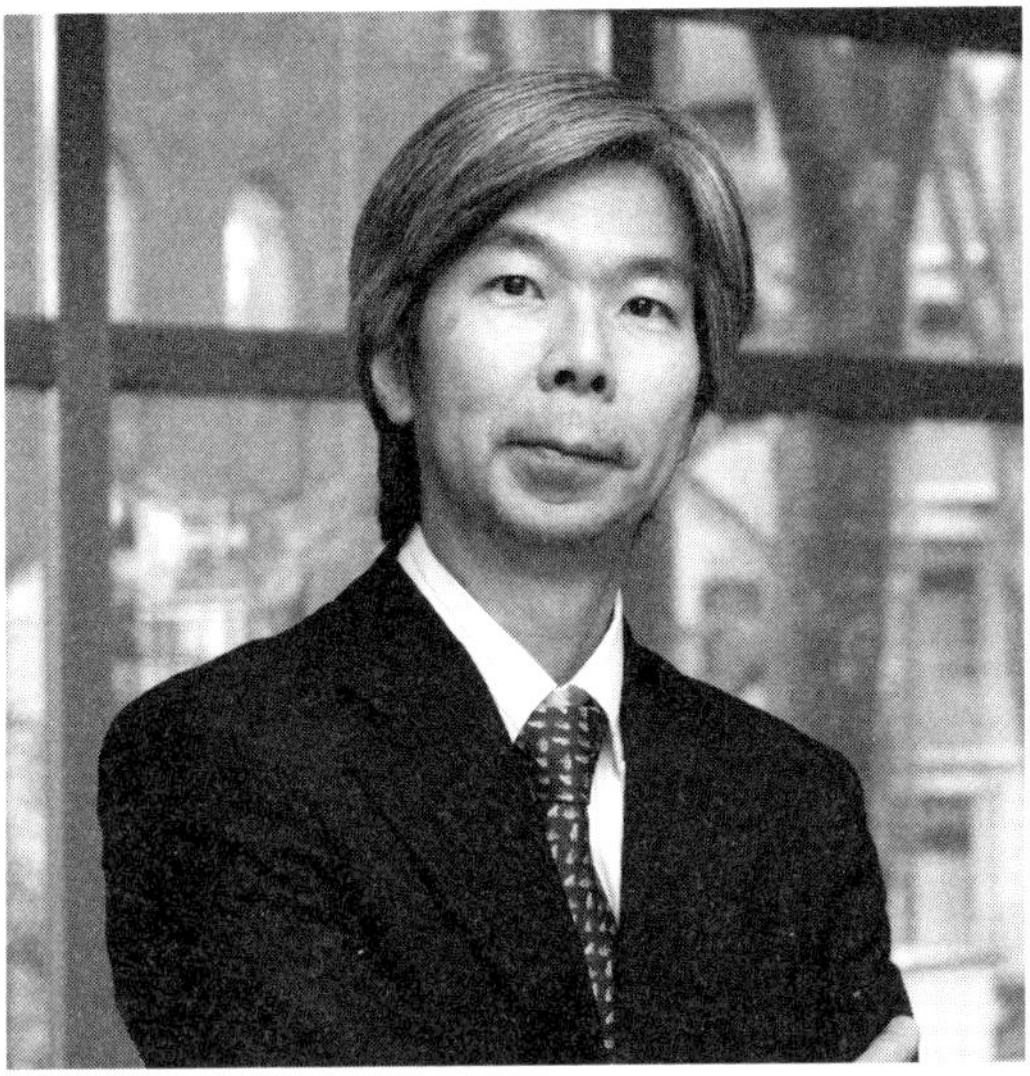

編者紹介

酒井邦嘉（言語脳科学者）

言語脳科学者。1964年東京生まれ。1992年東京大学大学院理学系研究科博士課程修了、理学博士。1992年東京大学医学部助手、1996年マサチューセッツ工科大学客員研究員、1997年東京大学大学院総合文化研究科助教授・准教授を経て、2012年より東京大学大学院総合文化研究科教授。2013年より同理学系研究科物理学専攻教授兼任。2002年第56回毎日出版文化賞、2005年第19回塚原仲晃記念賞を受賞。専門は言語脳科学および脳機能イメージング。著書に『言語の脳科学』『科学者という仕事』（中公新書）、『脳の言語地図』『ことばの冒険』『こころの冒険』『脳の冒険』（明治書院）、『脳を創る読書』（実業之日本社）などがある。

構成・文　　　　田中順子、酒井邦嘉
写　　真　　　　ＡＲＴ
ブックデザイン　AD 渡邊民人、D 小林麻実（TYPEFACE)

芸術を創る脳
美・言語・人間性をめぐる対話

2013年12月20日　初　版

[検印廃止]

編　者　酒井邦嘉《さかいくによし》

著　者　曽我大介《そがだいすけ》・羽生善治《はぶよしはる》
前田知洋《まえだともひろ》・千住　博《せんじゅひろし》

発行所　一般財団法人　東京大学出版会

代表者　渡辺　浩

153-0041 東京都目黒区駒場 4-5-29
http://www.utp.or.jp/
電話　03-6407-1069　Fax 03-6407-1991
振替　00160-6-59964

組　版　有限会社プログレス
印刷所　株式会社ヒライ
製本所　矢嶋製本株式会社

ISBN 978-4-13-003371-8　Printed in Japan